外資系エリートが実践する

100%集中できてストレスをためない脳の鍛え方

Mindfulness Methods for Your Life

吉田昌生
Masao Yoshida

WAVE出版

プロローグ　～結果を出す人がやっているストレスを力に変える習慣～

うまくいかない理由は心が「今、ここ」にないから

「仕事がうまくいかない」

「ストレスを感じることが増えた」

「漠然とした不安を感じる」

「人間関係にイライラしている」

「最近、感動していない」

そう感じるのは、あなたがつねに「マインドレスネス」な状態にあるからかもしれません。

マインドレスネスとは、わかりやすく言うと「心ここにあらず」。

ぼんやりと無自覚に考え事をしていて、目の前のことに集中できない心の状態の

ことです。このマインドレスネスな状態でいることで、

自分が何がしたいのか、どこに向かっているのか目標が見えていない

↓ 仕事の結果が出ない

周りに振りまわされてばかりで、自分の思い通りにできない

↓ ストレスがたまる

過去や未来のことを考えすぎて、目の前のことを感じる力が弱くなる

↓ ワクワクや感動、生きている実感が薄れてくる

というパターンができてしまっているのです。


例えば、午前中のうちに形にしようと思っていた大事な企画書を前に、

「あ、メールの返信を忘れてた」

とメールを打ちはじめたり、

「そういえば部長に急かされている納品書、できたかな？」

とメールも途中にして総務部に内線をかけてみたり。

気づくと取引先とのアポの時間が迫ってきたので、

「企画書はまた夜にでもやればいいか」

と何度目かの先延ばし……。

こんな経験はありませんか？


もちろんこれは仕事中に限ったことではありません。

休日に子どもと公園に遊びに来ているのに、目の前の子どものことではなく、来週のゴルフのことを考えていたり、ゴルフに来れば、前日の会議で言われたことが頭から離れなかったり……。

このように、マインドレスネスでいると、目の前の出来事以外についての思考に頭が支配されて、**いつまでたっても今やるべきことに集中できません。**


また、この状態で問題なのは、無意識のうちに過去の嫌な記憶を何度も思い返したり、未来への漠然とした不安を想像してしまうことです。

最新の研究では、こうして**過去や未来に必要以上に思いを巡らせることが、スト**

レスの原因の一つとされています。

実はほとんどの人が、一日のなんと半分近くの時間を、こういった無自覚状態で過ごしているといいます。これでは物事が思うように進まず、ストレスがたまるばかりです。

どうしたらこのマインドレスネスの状態から脱することができるのでしょうか。

年収1千万以上の人が毎日必ずやっている習慣

そのヒントをくれるのが、グーグルをはじめインテル、マッキンゼー・アンド・カンパニー、ゼネラル・ミルズ、フェイスブック等、欧米の多くの先進企業が採用し、注目が集まっている「マインドフルネス」、つまり瞑想です。

マインドフルネスは、過去や未来にうつろう心を「今、この瞬間」に集中させることで、ストレスを軽くし、強くしなやかな心を育むメンタルケアの手法です。

スティーブ・ジョブズやビル・ゲイツ、松下幸之助などの優れた経営者や、イチロー、ジョコビッチ、長谷部誠などのトップアスリート、映画監督のクリント・イーストウッド、また政治家のヒラリー・クリントンなども瞑想を習慣にしていることはよく知られています。

またある統計によると、年収1千万〜1500万の人の層では、瞑想を習慣にしている人がしていない人より1・35倍多く、年収1500万以上ではその差が2倍以上というデータが出ていました。

つねに結果を出し続ける人は、日々瞑想で心を整えることで、ハイパフォーマンスを実現し続け、同時にそれに伴うストレスも軽減させているのです。

本書は、このマインドフルネス瞑想について、効果ややり方をわかりやすく解説していきます。

この本で書かれている内容を実践すれば、あなたもストレスから解放され、同時に、高められた集中力で仕事のパフォーマンスは格段に上がります。

心の在り方が変わることで、行動が変わり、自然と得られる結果も変わっていくのです。

マインドフルネスは「頭の中の片づけ」

瞑想はいわば「頭の中の片づけ」。

部屋や机の上を片づけると、心もなんだか晴れやかになるように、散らかった頭をスッキリと整理整頓すると、余計な心配、不安や恐れといった頭の中の雑念が静まります。

心が落ち着くことで、冷静な判断ができるようになり、物事をクリアに見渡せる能力を引き出すことができます。頭の中の無駄なもの（雑念）がなくなると、ひらめきや直感とつながりやすくなるのです。

さらに、瞑想を習慣化すると集中力が高まってくるので、目の前の物事に100％集中できるようになります。

すると、目的に向かって自分の持てる力を発揮しやすくなるだけでなく、その行為自体に喜び、充実感を得ることができるようになります。

瞑想とは言っても、何時間も無になって座っていなければならないというものではありません。

必ずしも座禅を組む必要はなく、椅子に座っていても、立っていてもできますし、歩きながらや食べながらする瞑想もあるほどです。

やり方はとても簡単で、**呼吸に集中する時間を持つだけ。**何の準備もいりませんので、このプロローグを読んでいる途中でもすぐにはじめられます。

時間も、**1日15分でもいいですし、忙しい時には5分でも1分でも大丈夫です。**

やるとやらないとでは、あなたの人生に決定的な差をもたらすでしょう。

大切なのは、これを続けられるかどうかです。

瞑想の本を何冊も読んでも、実践しなければ意味がありません。

また、たった1、2回やっただけでは、人生を変えるような大きな変化を得ることはできません。

キモは、「習慣化」

マインドフルネスは、一点に集中するトレーニングを毎日やることで、脳を鍛えます。

それは「脳の筋トレ」と言い換えてもいいかもしれません。身体の筋肉を鍛えるのと同様に、脳を鍛えるには「習慣化すること」が最も重要です。

やってみるとすぐにわかるのですが、一点に集中するといっても、

「退屈だな……」

「そういえば、今日のランチはどこに行こう」

と雑念が浮かんだり、スマホが気になったりと意外と難しいことに気づくと思います。

でも大丈夫。

この本では、最も効果的な方法をお伝えするだけでなく、皆さんが毎日の習慣に取り込みやすいように、自宅はもちろん会社や、通勤電車の中や、日常のスキマ時

間などにできる、とても効率的な瞑想法をご紹介していきたいと思います。

さらに、一人でもすぐに実践できる誘導瞑想CDをつけました。

あなたの日常に合わせて、朝、昼、夜、24時間好きな時にできるように、シーン別の瞑想を用意しましたので、出社前の10分間、仕事の前の5分間、忙しい毎日のスキマ時間などに、スマホやCDプレイヤーに入れて気軽に実践してください。

これから瞑想をはじめる方でも、一度やってみたけど習慣化しなかった方でも、確実に自分のペースで続けることができます。

ぜひ本書を、瞑想を実践し、習慣化する「きっかけ」にして頂きたいと思います。


本書が、ストレスやネガティブな感情と上手に付き合いながら、あなたが「本来の自分らしく生き生き働き、そして才能を発揮して自由に生きる」ための手助けとなれば、こんなにうれしいことはありません。

CDで今すぐ実践！　マインドフルネス

朝から寝る前まで、１日のあらゆるシーンに合った瞑想を収録しました。必要なシーンに応じて、または好きな瞑想を組み合わせても結構です。あなたなりのチョイスで実践してみてください。

◎朝の通勤電車で　～心身を覚醒し、心を安定させる～

トラック1　調身 - 瞑想に適した姿勢 -（2：55）
トラック2　調息 - 瞑想のための呼吸法 -（6：04）
トラック3　マインドフルネス瞑想（11：21）

◎仕事はじめに　～集中を高め、能率を上げる～

トラック4　仕事はじめの瞑想（4：52）

◎日々のスキマ時間に　～不安や緊張を解き、ひらめきを得る～

トラック5　プレゼンや会議の前に緊張を解く瞑想（5：10）
トラック6　目の疲れを癒し、気持ちを落ち着かせる瞑想（2：03）
トラック7　アイデアがひらめく瞑想（5：21）
トラック8　イライラや不安、波だつ感情をしずめる瞑想（1：45）
トラック9　気分をリセットする瞑想（5：47）

◎帰りの通勤電車で　～１日に感謝し、充足を感じる～

トラック10　慈悲の瞑想（3：06）
トラック11　感謝の瞑想（3：05）

◎就寝前、ベッドで　～疲れをリセットし、安眠できる～

トラック12　身体をゆるめる（4：53）
トラック13　身体を感じる（22：07）

※本書のＣＤは、初心者がより効果を実感できるように、ヨガの呼吸法も取り入れています。「息を止める」「できるだけゆっくり息を吐く」などの誘導がありますが、決して無理することなく、ご自分が気持ちいいと感じる範囲で行ってください。

目次

第2章 マインドフルネスのやりかたとコツ

第3章

CDを聴きながら瞑想してみよう

第4章

ストレスを力に変える方法

第5章 マインドフルに生きると、仕事と人生が変わる

装丁――井上新八
本文デザイン・イラスト――江口修平
DTP――NOAH
編集――佐藤葉子

第1章

瞑想は集中とストレス低減を同時にかなえる、最強の習慣

ビジネスパーソンの最高のスキル、瞑想

マインドフルネスは、「今」という瞬間につねに注意を向けて、自分が感じている感覚や感情、思考を「あるがままに」観察している心の状態をつくるためのもの。一言で言うと「気づきのトレーニング」です。

仏教の瞑想を元にしていながらも、宗教的・スピリチュアル的な文脈を削ぎ落とし、現代人がその絶大な恩恵にあずかれるように合理化されてきたものです。

またマインドフルネスは、自分が感じていることをありのまま「受けいれる」在り方のトレーニングでもあります。

うまくいっている時の自分も、落ち込んでいる時の自分も、根っこからありのまま認めていくことで、自分に対する信頼感（自己肯定感）が高まり、揺るぎない「心の安定」を手に入れることにつながるのです。

マインドフルネスで得られる効果は数えきれませんが、その最たるものは、「平常心」を身につけられることでしょう。それまでだったら不安や恐れを感じる状況でも、リアルタイムに自分の心の状態に「気づく」ことで、**何が起きても簡単に動揺することなく、つねに冷静に対処できるようになるのです。**

例えば、仕事や人間関係、家庭生活などにおいて心が激しく揺れ動かされるような出来事が起こった時でも、心の平静さを保ちながら、しなやかに対応することができるようになります。

また、マインドフルネスを行うと、心身が深くリラックスしながらも、はっきりとした覚醒状態になります。集中力が高まり、かつ持続するようになるので、仕事でもより高いパフォーマンスを発揮できるようになります。よくトップアスリートなどが言う、自分の持てる能力（潜在的なものも含め）を最大限に発揮できる「フロー」や「ゾーン」の状態に、自分を持っていくことができるのです。

この、平常心とハイパフォーマンスの実現こそが、世界のトップエリートたちが瞑想を習慣にする理由なのです。

脳スキャンで裏づけされた、ストレス激減、集中力アップの理由

マインドフルネスが今のように社会的に認知されるようになった背景には、瞑想のメカニズムが脳科学的に解明されてきたことが挙げられます。

瞑想を実践することで「脳の機能が変わる」ということは、つい2〜30年前までは知られていませんでした。

エビデンスが明らかになりはじめたことで、さらにこの分野の研究が活発になり、タイム誌によると、学術誌に発表されたマインドフルネスをテーマにした論文の総数は２００３年には52件でしたが、２０１２年には４７７件に増え、年々その数は増え続けています。

瞑想と脳の関係について、いくつかの研究結果を挙げてみましょう。

２００５年のアメリカの心理学者サラ・レイザーの報告によると、瞑想の実践を

長年続けていくと、脳のある部位の厚みが増してくることが明らかになりました。

それは、脳の中の「島」と「背内側前頭野」です。

「島」というのは、すべての身体感覚をまとめあげ、さらに情動調節の中枢である扁桃体に信号を送っている部位で、「背内側前頭野」というのは、自分や他人の思考や感情の動きをメタレベルで対象化して理解する能力にかかわっている部位です。

つまり、マインドフルネス瞑想を実践することで、前頭前皮質への血流が増え活性化していき、**「自分や他人の思考や感情の動きを理解する力＝自己コントロール力、他人への共感力」を高める**ということが証明されたのです。

また『スタンフォードの自分を変える教室』（大和書房）の著者であるケリー・マクゴニガル氏の研究によると、瞑想の実践をたった3時間行っただけで、注意力と自制心が向上し、11時間後には、脳に変化が現れました。

瞑想をはじめた人たちの脳では、集中力を持続したり、気が散るものを無視したり、衝動を抑制したりするのに重要な領域の神経間の連絡が増加していたのです。

さらに定期的に瞑想を行った場合、禁煙、減量、薬物やアルコール依存症への対策にも効果があることがわかっています。

瞑想を習慣化することで、注意力を高め、感情や欲望をコントロールする自制心を育むことにもつながるのです。

さらに、マサチューセッツ総合病院とドイツのギーセン大学の研究者らは、16人の被験者に対して瞑想を使ったストレス解消コースを8週間受けるよう指示しました。そしてトレーニングの前後に被験者らの脳のMRIを撮影し、まったく瞑想経験のない17人と比較しました。

すると、トレーニングを受けた被験者らは、脳内の海馬と呼ばれる部位にある灰白質の容積が密集し、増大していることがわかったのです。

この部位は、学習や記憶、感情、思いやり、内省などに関係しています。

アルツハイマー患者はこの部分が縮小したり、この周辺に原因物質が蓄積することが明らかになっていることから、**瞑想で記憶障害や認知障害を防止できるとも期待されています。**

また一方で、不安や恐怖などに反応する扁桃体においては、灰白質の容積が減少していることがわかりました。扁桃体が活性化しにくくなると、**イライラや不安を抑えられれ、感情的な行動が減り、適切な意思決定ができやすくなります。**

このように、脳科学的な研究結果を並べると大げさに見えますが、実際に瞑想をやってみると、すぐに自分の中に起こる変化を「実感」すると思います。

以前だったら感情的になっていたような状況にも落ち着いて対応できたり、

「なんだか気持ちが軽くなった」

「今日はいつもより他人の言葉が気にならなかった」

「仕事がはかどった」

など、最初はちょっとした変化かもしれません。

さらに続けることで、集中した状態を長く保てるようになり、日常生活の中に小さな幸せを感じることが増え、自分自身が変わってきたことを確信するでしょう。

多くの先進企業がマインドフルネスを採用している

近年、瞑想の効果が科学的に証明されたことから、アメリカを中心にした多くの企業でマインドフルネスが取りいれられるようになりました。

一例を挙げると、グーグル、アップル、ジェネラル・ミルズ、ＩＢＭ、マッキンゼー・アンド・カンパニー、Ｐ＆Ｇ、ＧＭ、ＢＡＳＦ、リーボック、スターバックス、ゼロックス、米ヤフーなどの著名な先進企業が、こぞって「マインドフルネス瞑想」を社内プログラムとして採用しています。

さらには企業のみならず、病院、学校、刑務所、行政機関、議会、軍隊などの公的機関をはじめ、ビジネススクール、スポーツチームなど……メンタルケアにマインドフルネスを導入する動きはますます活発化しています。

導入例をいくつか見てみましょう。

インテルでは、２０１４年から世界10万人の従業員を対象に、マインドフルネスをベースにした社内プログラムを採用しています。

またグーグルでは、ＥＱ（心の知能指数）を高めることを目的としたマインドフルネスの社内研修プログラム「Search Inside Yourself」が開発され、大変話題になりました。

アップルでは、社内にメディテーションルームがつくられて瞑想、ヨガ教室が行われており、就業時間中、一日30分の瞑想時間を取得することが可能だそうです。

いずれも、**心身のリラックスや、緊張・ストレスの緩和、クリエイティブな頭脳の強化、リーダーシップの強化が期待されています。**

そして確実に成果を出していることから、今、日本の高感度なビジネスパーソンや企業も続々とマインドフルネスを取りいれるようになってきました。

マインドフルネス＝脳の筋トレ

マインドフルネスは決して特別な能力などではありません。

瞑想を実践することによって誰もが効果を感じられる、脳や心のトレーニング、いわば「脳の筋トレ」です。

身体の筋肉を鍛えようと思う時、例えばダンベルの重さに抵抗して筋肉を収縮させることで、筋肉がついていきます。筋トレとは、「抵抗する力」を克服することで進歩していくのです。

瞑想もこれと同じです。まず注意を向けること、そこから注意がそれたら戻すこと、この繰り返しによって、脳が鍛えられていきます。

トレーニングを繰り返すことで、脳が普段働いていないところに血液を送り込み低下していた機能を取り戻すことができます。「筋トレ」すれば誰でも身体が変わっていくように、**瞑想をすれば誰でも脳を活性化することができるのです。**

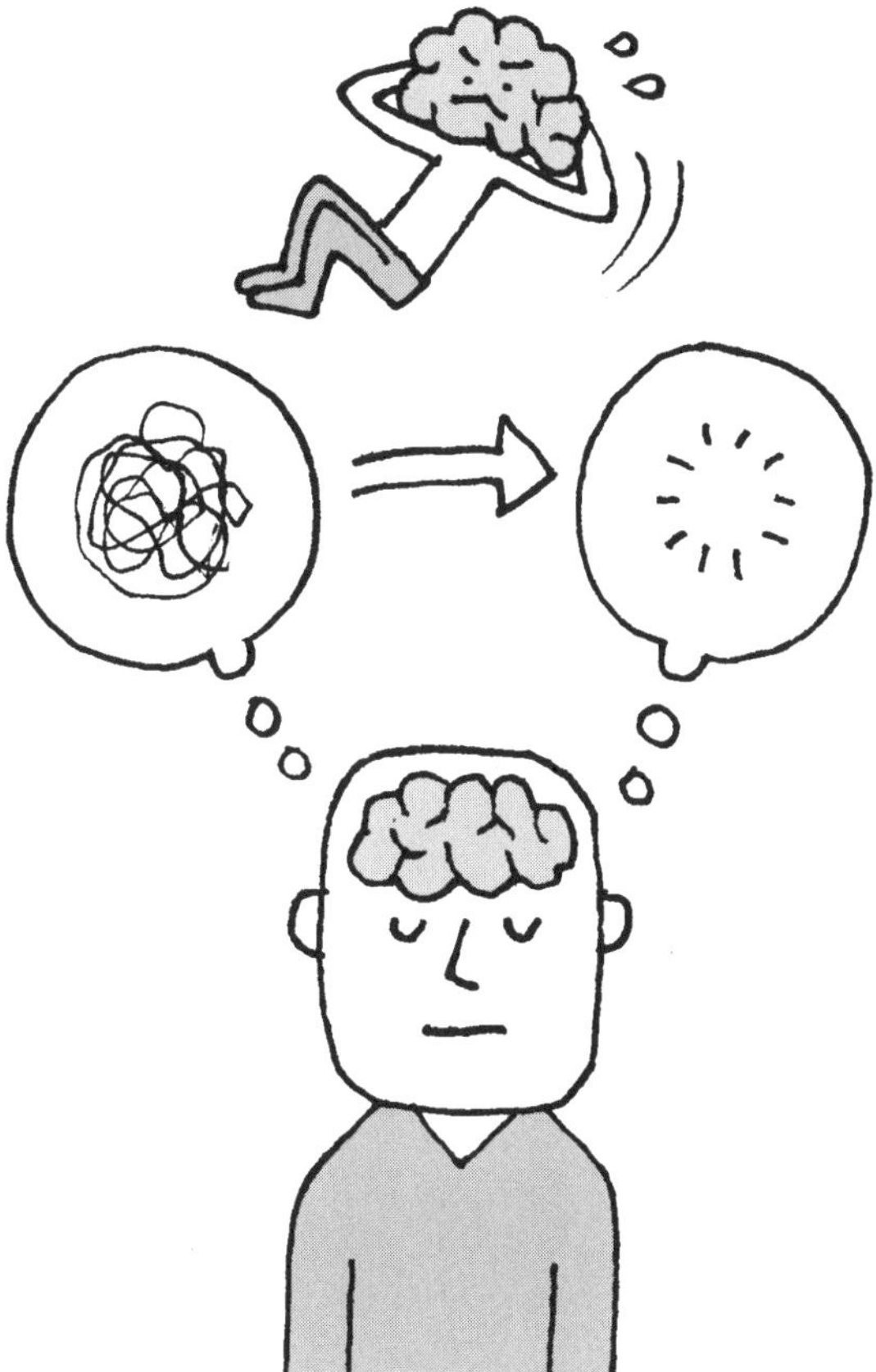

「繰り返し」で脳は鍛えられる！

マインドフルネスで高められる3つの力

マインドフルネスを実践していくと、特に次の3つの力を高めることができます。

①集中力
②気づく力
③共感力

それぞれ解説していきましょう。

①集中力

ある対象、一点に意識を向け、集中させる力を養います。

マインドフルネスを行う際に集中する対象は主に呼吸です。基本はお腹や鼻先の呼吸の感覚を観察しますが、注意の対象は何でもいいのです。大切なのは、それに集中する力の強さと長さ。他の刺激や考えが湧いても、それにとらわれないようにすること。

マインドフルネスで呼吸に集中できるようになると、仕事や趣味など、他の領域でも集中力が高まります。

②気づく力

今、どんな呼吸をしていますか？　息を吸っていますか？　吐いていますか？

改めて、呼吸に意識を向けること、これが気づきです。

呼吸はそれまでも無意識にしていたはずですが、今、息を吸っているのか吐いているのか、「自覚」はしていなかったと思います。これは、「今、何が起きているのか」「自分が何をしているのか」気づく力です。

これがあると、今、集中しているのか、していないのか、怒っているか、喜んでいるのか、リアルタイムに自覚できるようになります。

また、意識が対象からずれて、集中が途切れたことにも敏感に気づくことができるようになります。

例えば、瞑想中は次のような気づきを繰り返します。

呼吸に集中するぞ！
スタート。
今、吸っている。↑呼吸に気づいている
今、吐いている。↑呼吸に気づいている
今、吸っている。↑呼吸に気づいている
今、吐いている。↑呼吸に気づいている
妄想↑呼吸に気づいていない
妄想↑呼吸に気づいていない
（あ、呼吸に集中しているんだった）↑意識が呼吸からずれたことに気づく
今、吸っている。↑呼吸に気づいている
今、吐いている。↑呼吸に気づいている
瞑想終了。

集中しようと思っても、いつの間にかマインドレスネス（気づいていない状態）

になっているので、そのことに気づいたら、再び、マインドフルネス（気づいている状態）に戻していく。この繰り返しのトレーニングで、意識のフォーカスがずれたことに気づく力が高まります。

これを応用すると、例えば仕事中、無意識に集中がとぎれてしまうような時にも素早く気づき、集中に戻れるようになるのです。

また瞑想で自分の内側で起こっていることを観察することが習慣化されます。

この力をつけることで、ひらめきや直感にも気づきやすくなります。

③共感力

マインドフルネスで物事をありのまま受けいれ、理解する在り方を習慣化することで、共感力（思いやり）が高まっていきます。

①②③はそれぞれ脳の鍛えているところが違いますが、③が深まると、①②が深まり、①②が深まると、③の感覚が強くなる関係にあります。

マインドフルネスQ&A

マインドフルネスについてのよくあるご質問についてお答えしていきましょう。

Q　瞑想は難しそう。

A　やることはとてもシンプル。難しいことはありません。

瞑想で行うのは、基本的に「呼吸を観察する」ことだけです。

Q　忙しいので、瞑想に時間を取るのはムダだと感じます。

A　瞑想をすると仕事の効率が上がります。

瞑想では、「自分が今行っていること」をしっかり意識することを繰り返すことで、脳の中の、一つのことに集中する分野が鍛えられ、気を散らすものが現れても退ける能力が高まります。

最初は時間がもったいないと思われるかもしれませんが、結果的には仕事の効率を上げ、時短につながるとともに、仕事の成果も現れやすくなると思います。また、瞑想を習慣にしたら睡眠時間が短くてすむようになったという人もいます。

Q─信仰心がないから、瞑想はできない。

A─信仰は必要ありません。

もちろん瞑想の中には宗教的なものや、スピリチュアルに偏ったものもありますが、本書でお伝えする瞑想は、何かを信じる必要もなければ、戒律や決まりもありません。新しいメンタルトレーニングととらえていただいても良いかと思います。

Q─瞑想とは無になるもの？

A─無にならなくても大丈夫です。

瞑想は、「自分を冷静に観察する練習」です。

瞑想で大切なことは、次の2つ。

「集中すること」

「集中が途切れたことに気づくこと」

心と身体をできるだけ静かな状態にして、自分の中に何があるのか、何が起きているのかを客観的に観察し続けることで、集中力が高まります。それが持続するようになると結果的に無になることがありますが、「無になることが目的」ではありません（むしろ「無になろう」とがんばるほど、それにとらわれるので、心が空っぽになりません）。

大切なのは気づくこと。一つのことに集中しようとすることにあります。

特に最初は集中力が続かず、自分の頭の中が普段いかに雑念だらけであるかということに気づくかもしれません。雑念との付き合い方については、別の項でお伝えしていきますので安心してください。

Q─どんな効果があるの？

A─ストレスに強い心をつくる、集中力を高めるなど、たくさんのメリットがあります。

マインドフルネスを続けることであなたに起こる良い変化は数知れません。その中でも、代表的なものを挙げてみましょう。

●ストレスが減る

瞑想は湧いてくる思いや思考を受け流す練習でもあるので、思考によるストレスが減ります。物事の受け取り方や考え方を変えることで、心を楽にします。

何か不都合なことや嫌な事があっても、すぐにイライラしたりくよくよしたりしなくなります。またプレッシャーの大きい状態でも、ストレスに負けずに行動できるようになります。

●集中力を高める

瞑想で行う、様々な雑念に振り回されずに呼吸を意識するトレーニングは、そのまま、しなければならないことに意識を集中できるトレーニングになります。思考や心の状態はクリアになり、次第に意識も鋭敏になってきます。自信を持って意思決定できるようになり、ブレない強靭な意志力を得ることができます。

●免疫機能を高める

ストレスを感じると免疫機能が低下します。コンスタントに瞑想することによって、心身が安定し、体内からストレスに関係する物質が減少し免疫機能が上がるため、病気になりにくくなります。

●慢性的な痛みを和らげる

マインドフルネスは自分の感情や感覚と一体化せず、「客観的に観察」していきます。それによって、特に慢性的な痛みや苦痛に対するとらわれを手放すことができます。

●睡眠の効率が良くなる

瞑想をすると呼吸が深くなり、自律神経のバランスも良くなります。不安感や緊張がとれることで、ぐっすり眠ることができるので、疲れも残りません。

●自分自身を受容できるようになる

自分が感じている感情や欲求を、あるがまま受けいれることで、弱さも不完全さも含めた、ありのままの自分を受容できるようになります。

すると、自分自身との関係がより親密になっていき、「これでいいんだ」といった感覚が増します。

●自信を高めることができる

あるがままの自分を受容できるようになることで、自分という存在そのものを信頼できるようになります。

また集中力と気づく力が高まることで、自分が決めたことに集中できるようになるので、自己信頼度が上がり、自信を持つことができます。

●人間関係を良くすることができる

瞑想で自分自身を受けいれ、自信を持つことで他人の前でも堂々と自分らしくいられます。また自分の内面が落ち着くことで、思いやり深くなり、相手に安心感を与え、より良い人間関係を築くことができます。

●創造力を高めることができる

人は1日に6万回も思考しています。しかもそのうち9割以上は前日と同じ事を考えていると言われています。

直感やひらめきは、そのようなパターン化された思考とは別次元で湧いてきます。しかし、頭の中が雑念だらけだと、直感やひらめきが湧いてきても気づくことができません。

瞑想で雑多な想念をリセットすることで、直感やひらめきをキャッチできるようになり、制約のない発想、企画が生まれやすくなります。

●幸せを感じる力が高まる

瞑想で気づく力が高まることで、ポジティブな感情にも気づきやすくなります。

また今、この瞬間に意識を集中させて、気づく力が高まることで、小さな幸せも感じとることができるようになります。

幸せはどこか遠くにあるものではなく、「今、ここ」にあるもの。感じるもの。

瞑想は、日々の小さな幸せに気づいて、それを感じとる力を高めます。

●不安が和らぐ

瞑想をすると怒りや恐怖に関係する扁桃体が小さくなります。

ある実験によると、長期間瞑想を実践している僧侶に不安をあおる音を鳴らした結果、一般の人に比べて、穏やかな状態を保つことができ、ほとんど動揺しなかったそうです。

瞑想を続けることで、それまで恐怖や動揺を感じた場面でも、落ち着いて、冷静に判断できるようになります。

●思いやりの気持ちが育まれる

瞑想を習慣とする人は、そうでない人より他者への共感に関連する部分である側頭頭頂接合部が大きく活性化していることがわかりました。

「他者への思いやり」を持つことで、仕事や人間関係がうまくいきますし、何より自分自身が幸せを感じることができます。

●記憶力が向上する

瞑想をすると脳波が変わります。

雑念がなく、対象に集中し、心はリラックスして落ち着いている状態（＝α波）になるので、学習効率が高まり、記憶力も良くなります。

※ただし効果を期待しすぎると雑念となって肝心の瞑想が深まりませんので、瞑想中は「今、ここ」「何もしない」ことに意識を集中するようにしてください。

第2章

マインドフルネスのやりかたとコツ

いつでも、どこでもできる

瞑想といっても、必ずしも何十分もじっと坐禅を組まなければならないというものではありません。

マインドフルネスには深める練習（正式なトレーニング）と広げる練習（普段のトレーニング）があります。**瞑想でマインドフルな感覚がつかめたら、日常生活のすべてに広げていきましょう。**五感の刺激、歩く感覚、聞こえてくる音、食事の味、**今やっていることに心をこめると、それが瞑想になります。**

例えば、朝起きて、朝食前の5分間、行き帰りの通勤電車の中、仕事の前にデスクで5分間、イライラした時、気分をリセットしたい時、緊張をほぐしたい時はトイレで1分間、夜寝る前の10分間など……。

ライフスタイルに合わせて、好きな時間に好きな場所で行うことができますので、ぜひ実践してみてください。

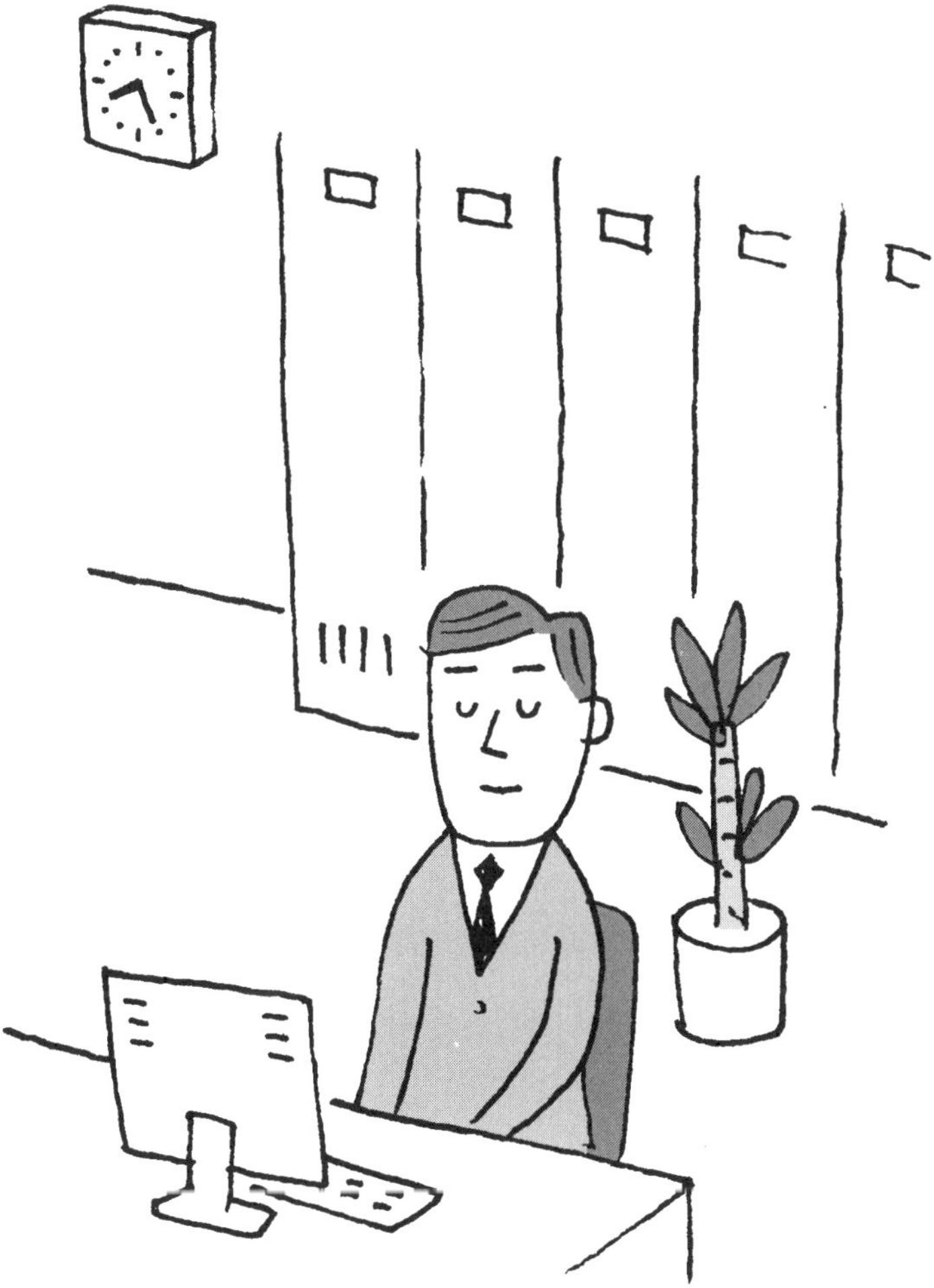

仕事前５分の瞑想で１日の成果が変わる！

マインドフルネスで行うこと

では実際にマインドフルネスの実践についてご説明していきましょう。

マインドフルネスは、つねに「今、ここ」の現実に気づいている状態を目指します。そのために、主に次の2つの在り方を実践していきます。
・100％「今、ここ」に在ること。
・ジャッジ（反応&判断）しないで観察し続けること。
具体的にすることは、姿勢を正し、呼吸を整え、一点に集中することだけです。
集中する対象は主に、自分がしている「呼吸」。
①自分の呼吸に注意を向ける。
②呼吸から注意がずれた（雑念が湧いてきた）ことに気づいて、戻す。
これを繰り返します。マインドフルネスで大切なのは、「気づく」こと。この気づきを繰り返すことが、心と脳を鍛えることになるのです。

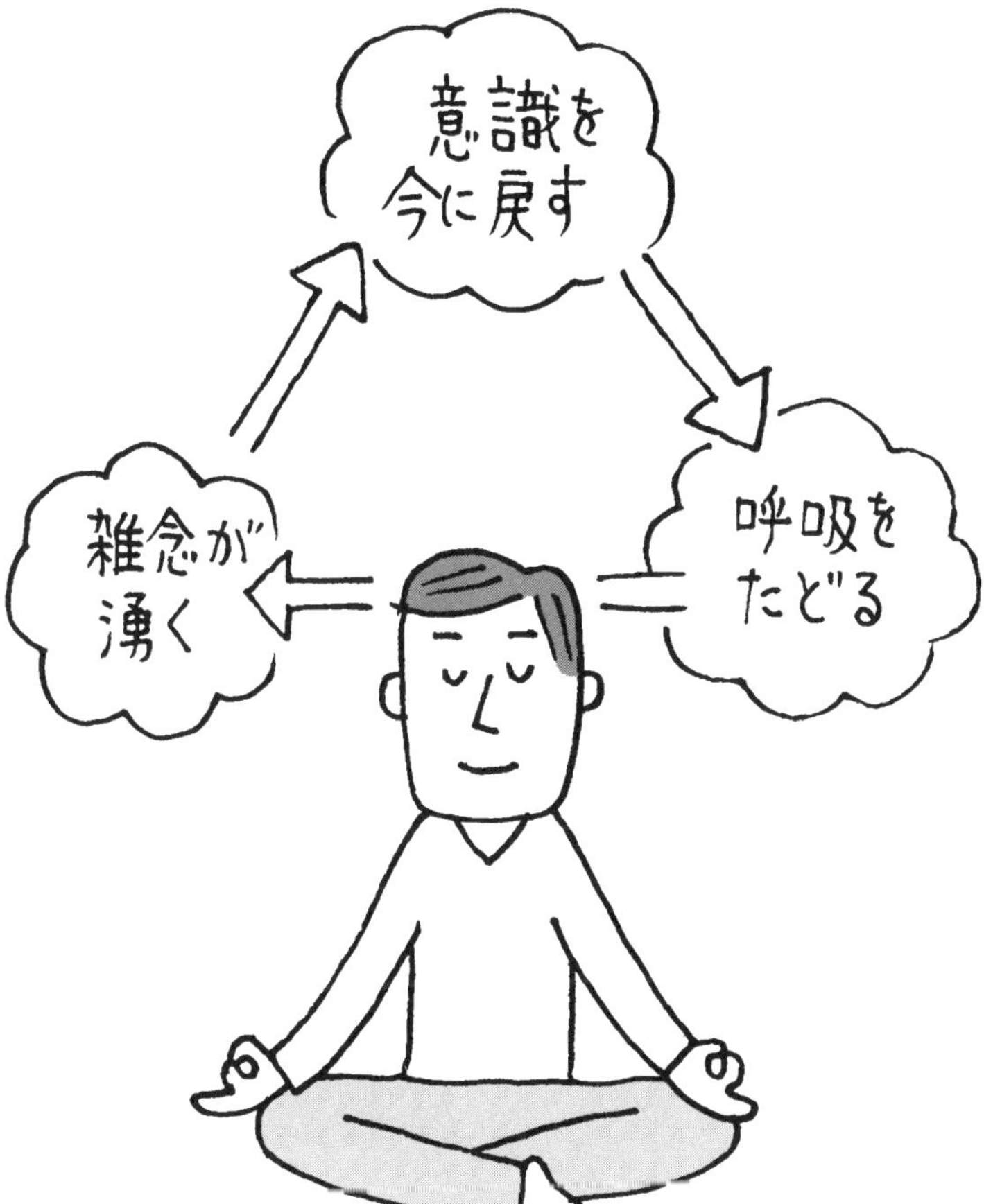

雑念に気づいたら注意を戻す、の繰り返し

「気づき」とは何か？

それでは、「気づき」とは、いったい何でしょう？
まず例を挙げてみましょう。

お腹が膨らんだ　↑　気づいた
お腹が縮んだ　↑　気づいた
「このあと何を食べようかな」と思った　↑　気づいた
「今日は思考でいっぱいだな」と思った　↑　気づいた
頬のかゆみ　↑　気づいた
動かしたい欲求　↑　気づいた
「反応しないで見守ろう」と思った　↑　気づいた

このような感じで、瞬間、瞬間に意識を向けていくと、普段は気がつかない様々なことに「気づき」ます。それは身体の感覚であったり、痛みを訴える声であったり、未来に対する期待だったり、過去に対する後悔だったり……。

普段はなかなか自覚できない無意識の闇に、意識の光を当てていくイメージです。

これを心理学では**「無意識の意識化」**と言います。

気づく力を高めることで、「呼吸のペースや質」「身体の感覚」「怒っている」「喜んでいる」「目的に向かっている」「遠ざかっている」などを自覚することができ、自覚があると、その感覚や感情に振り回されにくくなります。

そうして自然に湧いてくる思いや感覚をジャッジせず、また一体化もせずに客観視していくと、それらの「感覚」や「感情」、「頭の中の声」とは別の**「ただ目撃している自分」**がいることがわかってきます。

マインドフルネス瞑想は、このすべてを大らかに見守っているニュートラルな視点（気づいている自分）を目覚めさせていくのです。

マインドフルネスをやってみよう

マインドフルネスで目指す在り方、「今、ここ」とは、この文字を読んでいる今まさにこの瞬間のことです。

ではここで、短い瞑想をやってみましょう。

この記事を読みながら、「音（聴覚）」に注意を向けてみてください。

何が聞こえますか？

人の声？

エアコンの音？

パソコン内部の振動音？

ガタンゴトン……という電車の走行音？

今、この瞬間に意識を向けて、聞こえてくる「音」にすべての注意を集中させてみてください。
予想以上に多種多様な音がしていることに「気づく」と思います。

今、何%くらい集中していますか？
70%くらいでしょうか？
一瞬で構いません。目を閉じて、100%集中してみてください。
これが「今、ここ」です。
大切なことは、100%集中した状態を長くしていくこと。
連続した注意を対象に向け続けることです。

そのために必要不可欠な在り方は、感じていることを頭で解釈しない＝「ジャッジしない」ことです。なぜなら、ジャッジした瞬間に思考が働き、感じるセンサーが衰えてしまうからです。

できるだけ気づき続けている状態を保ちたいので、聞こえてくる音を分析したり、評価や価値判断しないようにしましょう。

「今通ったバイク、うるさいな」

「あ、隣のおばさんの声だ」

こんなふうに、聞こえてくる音を「快／不快」と分けたり、また意味をつけたり、分析すると、その瞬間、集中が途切れ、気づきが連続しなくなります。

「音」は、単なる「音」として感じていきましょう。

音は「空気の振動」です。全身の皮膚が鼓膜になったようなイメージで、その「空気の振動」を鋭敏に感じ続けていきましょう。

ここで心の仕組みについて簡単に解説します。

私たちの心には大きく分けて2種類あります。それは、「感じる」と「考える」です。そして、私たちの「感じる」と「考える」は、まるでシーソーのように反比例する傾向にあります。

何かを考えている時には感じる力が衰え、感じている時には考える力は衰える関係にあります。

例えば、友人との会話中に、頭の中で考え事をしていて、相手の話が聞こえていなかったということはありませんか。

それは意識が思考に向かったため、聞く力がおろそかになっていたのです。

逆に、感覚に集中すると、思考が静まります。

先ほども、音を１００％感じようとした瞬間、頭の中が静かになったのではないでしょうか？　意識を１００％感覚に向けて集中している時は、何かを考えることはできないのです。

瞑想中の基本設定は、「感じる」モードです（それは文章、言葉が頭の中に浮かんでいない、五感に意識を集中させている状態です）。

そして、この「感じる力」を強くし、持続させる秘訣が、「今、ここ」＆「ジャッジしない」という在り方なのです。

「未来」や「過去」に意識が向かった瞬間、ジャッジしたり、言葉にした瞬間、「考える」モードに入ります。

ですから、「考えているモード」に入っていることに気づいたら、それを判断せず、また淡々と、五感の感覚に注意を向けて「感じるモード」に切り替えていくようにしましょう。

「考える」→「感じる」

この繰り返しで感受性が高まり、注意が持続するようになります。

さらに身体で感じるセンサーが高まって、頭の中の声（無意識の思考）が静かになればなるほど、「心の声（直感やワクワク）」、「自分の本質（平和や幸せ）」とつながりやすくなります。

「なんとなくこっちのほうがいいかも」

「なぜかわからないけどワクワクしてきた」

といった心の声を、私たちは呼吸の変化、身体の感覚の変化を通してキャッチしているのです。

また同様に、頭の中の声（無意識の思考）が静かになればなるほど、内なる静寂、幸せや喜びを感じやすくなります。

瞑想が深まると、より繊細な感覚を感じとることができるようになるので、何もしていないのに、ただ呼吸を感じているだけで、微かな鳥の声に耳を澄ましているだけでも幸せを感じるようになります。

これは、分厚い雲に覆われている時は、真っ青な空が見えないのと同じです。

雲の先には必ず空があるように、「直感」も「幸せ」も、私たちの内側につねにあるもの。

ただ、それらはとても繊細な感覚なので、心が波打っている時には、気づくことも、感じとることもできないのです。

瞑想で、頭の中の雑多な想念を掃除して、五感の感覚を研ぎ澄ましていくことで、「直感」や「幸せ」とつながることができます。

マインドフルネス瞑想の準備①〈姿勢〉

●瞑想に適した姿勢とは

仏教には、「心身一如《しんしんいちにょ》」という言葉があります。人間の「心」と「身体」は別々のものではなく、本来は一つのもの。だから、心が動けば身体の状態も変わり、身体の状態が変われば心も変わる、という知恵です。

これは「気づき」にも影響します。身体が健康で気の流れがいい時は「気づく力」が高まり、疲れがたまっている時は「気づく力」が弱まります。

東洋ではこの「心身一如」の考えにもとづき、心を整えるために、比較的操作しやすい身体と呼吸を整えることからはじめます。

もっともわかりやすい例が、「心」と「背筋」の関係です。

私たちの心が前向きで意欲的な状態にある時、自然に背筋が伸びます。ですから、**心を整えるためには、実は背筋を伸ばすことが大切なのです。**

では瞑想時には、どんな姿勢が理想なのでしょう？

一言で言うと、**「安定」して「快適」な姿勢です。** これをヨガの用語では「アーサナ」と言います。

ヨガというと、ストレッチや体操のようなイメージをお持ちの方も多いかもしれませんね。でも本来、ヨガは独特のポーズによって身体をゆるめ、姿勢や呼吸を安定させることで、瞑想を深めるためのものなのです。元々は瞑想における「座法」のことだけを指しました。

ではこの、瞑想を深めるための、安定して快適な姿勢のつくり方について解説していきましょう。これを知っているか知らないかでは、瞑想の深まり具合が全く違います。

まずは、感覚をつかむために、姿勢に意識を向けてみましょう。

楽な姿勢で座ります。

椅子に座っている場合は、背もたれに寄りかからず、骨盤を軽く起こすようにしましょう。

どっしりと骨盤を大地に安定させていきます。

その安定した骨盤から、さらに背骨が気持ち良〜く引きのばされていきます。

背骨が伸びたら、今度は、吐く息と共に、肩や首の余分な力を抜いていきます。

ひじ、指先の力も抜けています。

胸は前後、左右に広がってとても快適です。

顔の力も抜けていて、わずかに内側に微笑んでいます。

上半身は「快適」で、下半身が「安定」した姿勢。

これが瞑想に適した姿勢です。

どうでしょう?

姿勢を正すだけでも、「呼吸」がしやすくなりませんか?

そして、なんとなく「凛」とした感じがしてきませんか?

心と身体とのつながりを感じられたかと思います。

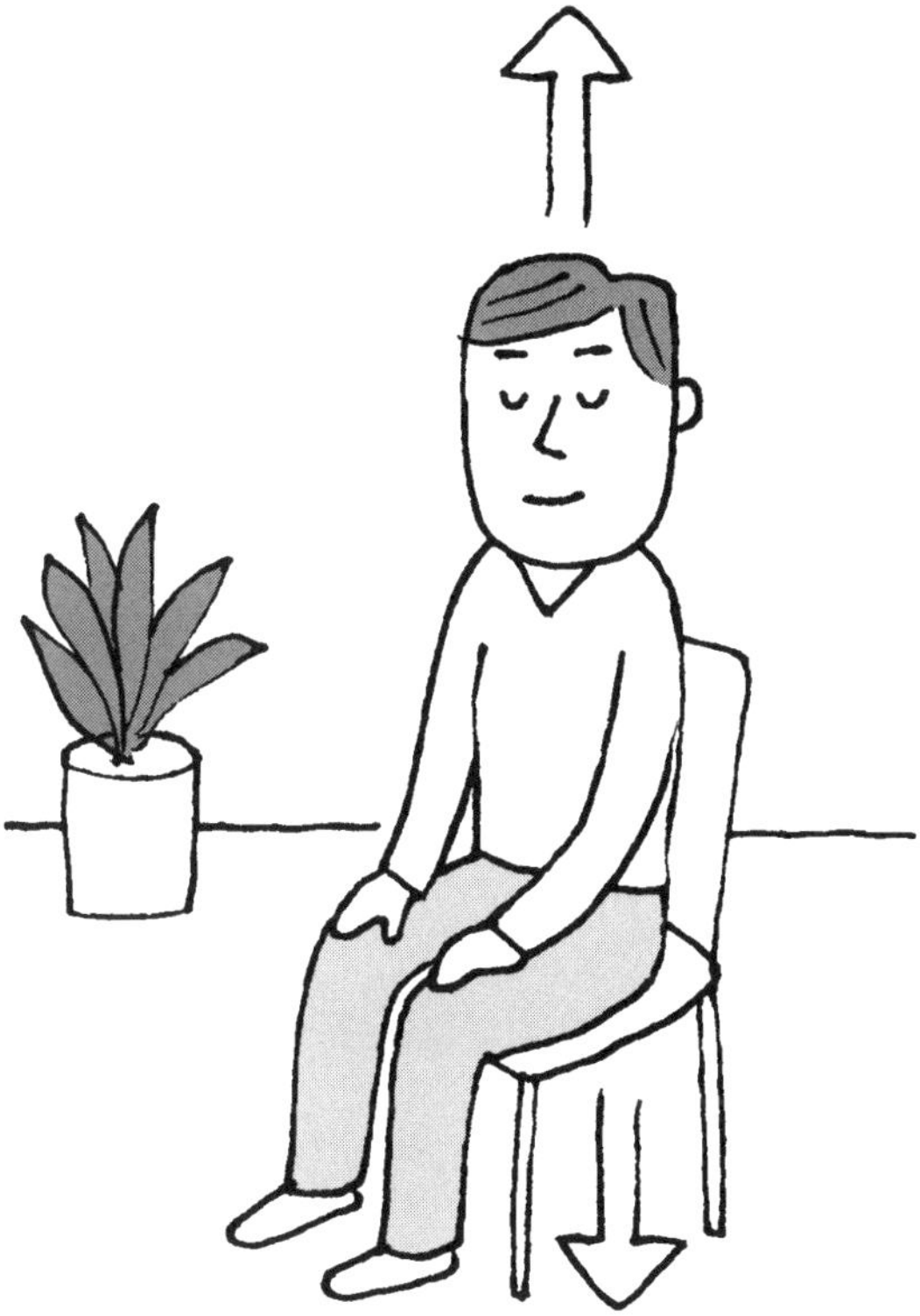

骨盤は大地に安定させ、背骨は気持ち良く上にのばす

●心と身体のバランスをとる、３つの秘訣

心と身体を安定させるために特に大切なポイントは、次の３つです。

①フォーカスする
②自分軸を持つ
③上下のエネルギーのバランスをとる

この３つは、仕事や、何かを達成するためにも大切な要素になります。これらができていると心と身体が安定し、物事に集中してとりくむことができます。

それぞれ見ていきましょう。

①フォーカスする

身体を安定させるには、目の前の一点にフォーカスすることが大切です。

視線が一点に定まらないと、気持ちも定まらずバランスを崩しますし、目を閉じてしまうと、平衡感覚を失い、バランスをとりづらくなります。

だから、基本は一点を見つめること。

その対象は、小さな点であるほど良く、そして近ければ近いほど安定しやすくな

ります。そうして視線が定まると、心身が安定し、不安定な姿勢でもバランスをとりやすくなります。

仕事や何かの目標を達成する時でも同じです。

自分がやるべきことを定めて一点にフォーカスすると、心がブレにくくなります。

自分の方向性、目的が明確であれば、本来の方向、目的からずれてもそれに気づき、また集中を引き戻すことができます。

反対に、自分が本来やるべきことにフォーカスしていないと、心と身体のバランスを崩しがちです。注意が散漫だと一つのことを成し遂げることができないのです。

「あれもこれもやらなきゃいけない」

「自分がやりたいことがわからない」

そんな風に心が揺れ動いたら、呼吸を落ち着かせて、「今何をしているのか？どこを目指しているのか？　そのために今やるべきことは何か？」と注意の対象を一つに絞って（フォーカスして）、その行為に専念していきましょう。

過去や未来が消えてなくなるぐらい、今この瞬間に意識のスポットライトを当てていくと、分散した意識のエネルギーが一点に集まり、まるでレーザーのように研ぎ澄まされ、仕事の生産性が飛躍的に上がることに気づくはずです。

②自分軸を持つ

例えば、片足で立とうとする場合、自分の「中心軸」を探って、そこで止まり続けることが大切です。この時、人にどう見られるか気にしすぎると、心と身体はぐらぐらと揺らぎます。また綺麗にやろう、正しくやろうとしすぎると、動きも不自然になってきます。

ですから、周りの人が気にならなくなるくらい、自分の内側に集中し、自分の中心に「自分軸」を持つことが大切なのです。

自分の内側を感じ、集中すると、自分の「中心軸」がわかります。

しかし「中心軸」がわかっても、身体は微妙に揺れ続けます。

もし揺れてしまっても、無理に抑えようとするのではなく、倒れない範囲内で微調整を繰り返していくと、長くバランスをとり続けることができるようになります。

ここで鍵になるのは、リアルタイムに「気づく」こと。

そして、気づいたら微調整し続けることです。

人生においても同じです。自分の軸（価値観や理想）を大切にしながら、現実との間でバランスをとっていくことが大切です。

時には自分の軸がわからなくなり、激しく「揺れ動く」こともあるかもしれません。でも、その「揺れ動き」を悪いものと判断し、抑えようとする必要はありません。「揺れ動き」の中で自分軸が見つかることもあります。

ここでも大切なのは、**リアルタイムに「気づいて」、補正すること。**

周りが気になって、心がバランスを崩しそうになったら、自分軸を感じとっていきましょう。

「本当はどうしたい？」「そもそもなぜこの仕事をしているのか？」「私が人生で最も大切したい価値観はなんだろう？」

心の声に耳を澄まし、自分の軸を探っていきましょう。

最も力を入れずに最も安定するポイントが見つかるはずです。

③上下のエネルギー

左右にバランスをとろうとすると、どうしても揺らぎますので、左右ではなく、上下に伸びようとすることが大切です。

・上に向かって伸びていく気の流れ
・地に足をつけ、下に安定しようとする根っこの感覚

この2つの力を意識すると、心と身体が安定します。
簡単に言うと、「上に向かう気の流れ」と「地に足をつけた安定感」です。

これも、人生全般でも当てはまります。
・上に向かう気の流れ　＝向上心。意欲。成長欲求
・地に足をつける安定感＝今の自分を受けいれる。自分に対する無条件の愛
理想を目指してチャレンジすること、等身大の自分を認め、現実に地に足をつけること、どちらも大事ですよね。
上に上がりすぎたら、下に落としていき、下に落としすぎたら、上に上げるようにすると、バランスがとれていきます。

失敗したり、落ち込んだりした時は、「それでいい」と一旦受けいれ、また落ち着いてきたら、理想を目指していく。

未来にばかり意識が向かっていることに気づいたら、少し立ち止まって、今ここにすでにある幸せを感じてみる。

自分の人生の目的、目標に向かって精進していく時には、この上下のエネルギー（「向上する心」と「受容の心」）を意識することで心身のバランスをとることができるのです。

●理想的な身体の状態とは

日本では昔から、身体の理想的な状態を指して「上虚下実」と言います。

これは、次のような状態のことです。

・上半身は力が抜けていて、首や肩はリックスし、頭は冷静
・下半身は安定していて、下腹は充実している

昔は、田畑を耕したり、江戸から箱根まで歩いたりしていたので、おそらくお腹や下半身は強く、安定していたことでしょう。

現代人はその正反対になっていることが多いように思います。

例えば、携帯をいじったり、テレビを見たり、なんとなくSNSを眺め続けたり、つねに外部からの刺激にさらされ続け、何かを考えていることが多く、頭に気が上がりやすい生活を送っています。さらに、車社会や機械化の影響から、下半身で姿勢を維持する筋力が衰えています。

つまり現代人は瞑想が深まりにくい身体の状態になっているのです。

だからこそ、現代人には前の項で書いたような「安定」して「快適」な姿勢を整えていくことが必要なのです。

骨盤が安定すると心も安定し、下腹が充実することで心にも活力が満たされていきます。身体の状態を調整することで、心の状態も良い方向に導いていきましょう。

●首の緊張をゆるめる

気がつくと、首や肩に力が入ってしまっていることはありませんか？

特に毎日何時間もパソコンを見ていると、知らず知らずのうちに首や肩がバリバリになって、いざ「首や肩の力を抜いて」と言われても難しいかもしれません。

なぜ首から上の緊張をゆるめるのが大事なのでしょうか。

それは、**首が緊張すると、心も緊張した状態になりやすいからです。**

人間や多くの動物にとって、首は急所です。だから、私たちは、身の危険を感じると、無意識に首を緊張させて守ろうとするのです。

嫌な上司から文句を言われ続けたりすると、私たちはストレスを感じて交感神経が優位になり、心拍数や呼吸のペースが早くなったり、消化が抑えられたり、首や顔が緊張したりします。

これらの反応は別に悪いものではなく、人間が生きていく上で必要なものです。心と身体が、「緊急事態、臨戦態勢に入れ！」という状態に入り、身を守ることができるからです。

ただ、現代社会では、交感神経が優位になっても、相手を攻撃したり、走って逃げたりすることは稀です。

その結果、過剰なエネルギーは、発散されることなく、潜在意識に抑圧され、筋肉の収縮として残ってしまいます。

もし、あなたがつねにストレスを感じていて、その収縮を解放してあげる機会を持たないと、その疲労は蓄積していくばかりなのです。

すると、首の力を抜こうと思ってもなかなか抜けなくなり、さらにはその身体のクセがネガティブな心のクセを引き寄せます。

例えば、考えないようにしようと思っても、つい嫌なことばかりを考えてしまったり、イライラしたくないのに、なぜかイライラしやすくなったりします。

首をゆるめるには、まず自分が緊張していることに気づくこと。

気づくことで、初めてゆるめることができます。そして気づいたら、吐く息と共に、その力をゆるめていきましょう。

それでもゆるまないなら、一度筋肉を思い切り緊張させてみてください。

一度筋肉をギューっと縮めると、その後反動でゆるみやすくなります。

首や肩のリラックスは頭の中の静寂とつながっています。

瞑想前やお休み前は、首や顔周りの緊張をゆるめてあげましょう。

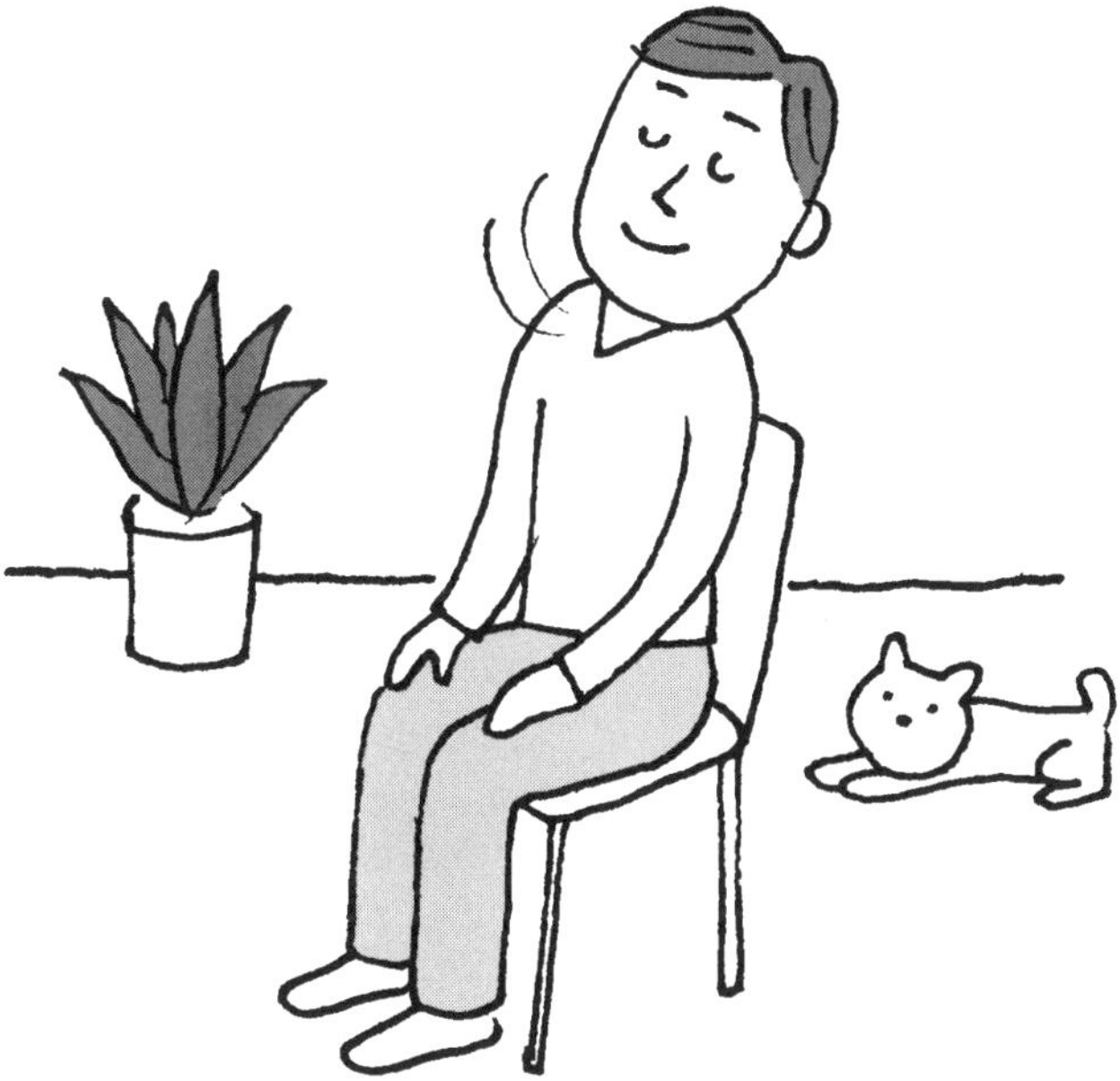

首や肩をゆるめると、心もリラックス！

マインドフルネス瞑想の準備②〈呼吸〉

●理想の呼吸

「呼吸」について、具体的にご説明していきたいと思います。

まず基本的に、呼吸は鼻から吸って鼻から吐きましょう。

鼻にはフィルターの役割がありますので、特に指示がない場合は口からではなく鼻から吐いてください。


そして、次に大切なことが、「気持ちのいい呼吸」をすることです。

少しイメージしてみましょう。

「散らかったタバコ臭い事務所」

「東京の真夏の満員電車の中」

こんな状況では、自然と呼吸が浅くなります。

あまり呼吸が気持ち良くないですよね。

またイメージしてみてください。

今度は、

「雄大な自然の中」

「見晴らしのいい山の頂上」

または、好きな花やアロマの芳しい香りが漂ってくることを……。

そんな時の、私たちの呼吸はものすごく深くなっています。


そう、私たちの呼吸の質は、ロケーションにも左右されるのです。

もっと呼吸したい！

呼吸するのが気持ちいい！

内側から自然と深まってくるような呼吸、これが「気持ちのいい呼吸」です。

もちろん、実際に山の頂上やビーチに行けたら良いのですが、多くの方が、なかなかそうはいかないと思います。

ですから、呼吸が深まりにくい時は、雄大な自然や好きな香りをイメージして呼吸をゆるめましょう。

　または、吸う息では、自分に必要なもの（幸せ、愛、喜び、平和、生命力、光）などを吸い込んで、吐く息では、手放したいもの（怒り、恐れ、不安、雑念、緊張、ストレス）などを遠くに吐き出すイメージをするのも有効です。

※マインドフルネス瞑想では気づいている状態（覚醒）を大切にしますので、通常はイメージ（妄想）はしませんが、本書では、瞑想の導入部分として「気持ちのいい呼吸」を引き出すためにイメージも使っています。

●「完全呼吸」

私たちの肺には筋肉がついていませんので、お腹や、胸を使って呼吸しています。
これを、それぞれ「腹式呼吸」と「胸式呼吸」と呼んでいます。
呼吸法の基本は、「腹式呼吸」と「胸式呼吸」を合わせた「完全呼吸」です。
まずは、やってみましょう。

お腹と、胸に手を当ててみてください。

吸う時、お腹が膨らんで、次に胸がふくらんでいきます。

また息を吐いていくと、胸とお腹がゆっくりとしぼんでいきます。

また息を吸うと、お腹が膨らんでいき、続いて、胸がふくらんでいきます。

そして、また胸とお腹がしぼんでいく。

これが、お腹と胸を使った「完全呼吸」です。

このように、お腹で吐き切り、胸で吸い切ることでお腹と胸をフルに使え、呼吸が深まります。

簡単にいうと、
吐く息では、「腹式呼吸」

吸う息では、「胸式呼吸」

を意識すると自然と「完全呼吸」になります。

完全呼吸

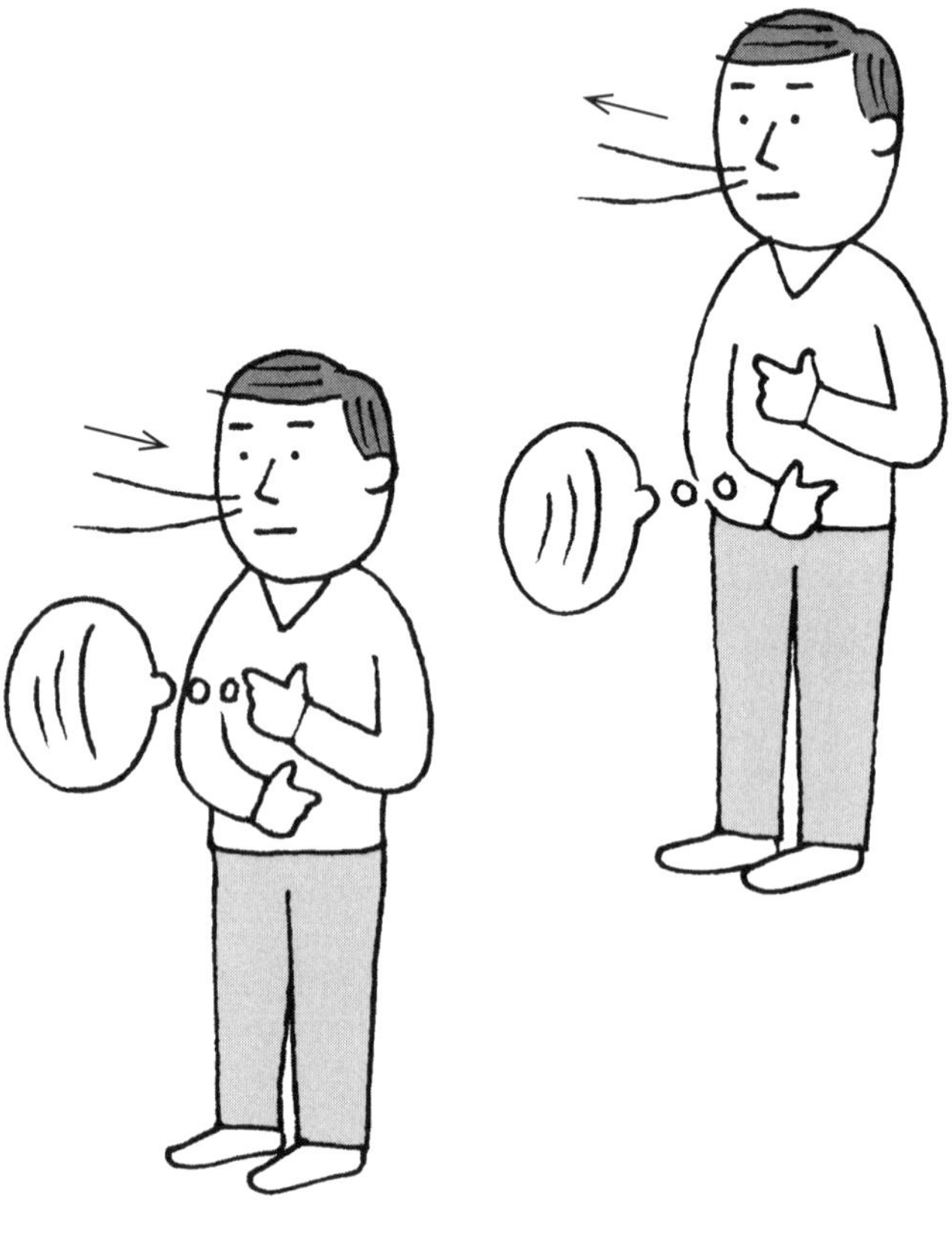

「お腹で吐き、胸で吸う」を意識

意識的に呼吸をすることで、呼吸に関する筋肉をゆるめることができ、自律神経の働きが整うなど、様々な良い効果があります。

ただし、完全呼吸を「正しくやろう」とすると、頭が働いてしまい、気持ちのいい呼吸を感じにくくなります。

目の前の景色を五感で感じ、無心に呼吸を味わっている時、私たちの呼吸は自然と深くなります。大事なのは「感じる」こと。呼吸を「味わう」ことです。

※本書では、マインドフルな意識状態に入りやすくするために、ヨガの呼吸法を紹介しています。ただし、マインドフルネス瞑想は、呼吸に集中しますが、呼吸を操作しませんのでご注意ください。あくまで「鼻孔を出入りする息の流れやその量」「お腹や胸の筋肉が収縮、弛緩」などの呼吸に伴う身体感覚を注意の対象とし、それに気づいていることが重要です。呼吸法は、「呼吸の質」を追求しますが、マインドフルネスでは「注意の質」を重要視すると覚えておいてください（呼吸法とマインドフルネスの違いについては、またあとで解説します）。

マインドフルネス瞑想①〈呼吸の観察〉

マインドフルネスの気づきのトレーニングには段階があります。簡単な順番で書くと、次のようになります。

呼吸↓身体の感覚↓心の働き（感情&思考）

マインドフルネスではまずは呼吸の気づきから入ります。そして、身体の感覚や、五感の刺激を観察し、最終的には自分の心を観察していきます。

この順番にする理由は、呼吸はつねに身近にあって観察しやすいのですが、心は目に見えず、動きも素早くてとらえるのが難しいからです。

呼吸だけに意識を向け続けていくと、徐々に集中力が高まり、雑念が静まっていき、より心の奥深くを観察しやすくなります。

ですから、まずは呼吸に集中した状態を意識することが大切です。

「呼吸」に気づく力が高まると、自分の心（思考や感情）に気づきやすくなります。

なぜなら、私たちの「呼吸」と「心」はつながって（同調して）いるからです。

例えば、怒っている時、「呼吸」のペースは早くなります。

逆に、心が穏やかな時、「呼吸」のペースはゆっくりしています。

つまり、「心」の振る舞いにあわせて私たちの「呼吸」はつねに変化しているのです。


当たり前に思われるかもしれませんが、私たちの心（思考や感情）は目に見えません。ですから、心の働きに気づくことは難しいものです。

しかし呼吸の変化などの身体感覚（生理反応）を通して、気づくことができます。

例えば、怒りの感情が湧く時、交感神経が優位になり首や肩の筋肉が緊張し、呼吸が浅くなり、血管の収縮などが起こります。

怒りの感情と、これらの身体感覚を切り離すことはできません。

ということは、「呼吸」に対する気づきが高まれば高まるほど、「心」に対する気づきも高められるということ。

瞑想の実践者に、

「それまで怒っていた状況で怒らなくなった」

「未来や過去のことをあれこれ考えていたところから、何もしないで『今、ここ』にくつろぐ時間が増えた」

といった心理的変化が起こるのは、呼吸や身体に対する観察力、洞察力が高まったことによって、自分の心で起こっていることにも気づきやすくなったからだと言えます。

マインドフルネス瞑想②〈身体の観察〉

身体の観察についてご説明しましょう。


今、身体の中にどんな感覚がありますか？

足やお尻が、床や椅子に接触している感覚を感じてみてください。

足やお尻が接地面に沈み込んでいる感覚です。

その感覚を興味深く感じとっていきましょう。

意識のスポットライトをその接地面に向け、そこから意識がそれたら、また注意を身体の感覚に戻します。

今度は注意の対象を、手のひらへ移してください。

今、手のひらにどんな感覚がありますか？

手のひらが、この本に触れている感触を感じてみましょう。

皮膚があって、筋肉があって、関節、骨があって、血液が流れています。

さらに目を閉じると、より身体感覚（触覚）に意識を集中させやすくなります。

その冷たさ、温かさなどを、評価や判断をいれずに心の目で見つめていきます。


このように、身体の特定の部位に意識を向けると、ぼんやりとした感覚から、解像度が上がって、はっきりとしてくる感じがしませんか？

その部分を感じとろうとすることで、身体を感じるセンサーが高まり、自分の心身の状態に気づきやすくなります。

この呼吸と身体への「気づき」によって自分の感情を調整する力（EQ）が高まり、五感の感覚が研ぎ澄まされることで、直感、ワクワクやインスピレーションを受け取りやすくなるのです。

試しに、次に迷いを感じた時は、瞑想で頭（マインド）を静かにさせて、身体（ハート）の声に耳をすましてみましょう。

「自分は本当は何がしたいのか？」

「こっちとあっち、どちらの道に行くのがいいのか？」

そのような問いかけをしながら、その時、身体が力強くなるのか、それとも弱くなるのか、呼吸はゆったりしていくのか、息苦しくなるのかなど、呼吸や身体の変化を観察してみましょう。

内側にある最も高い叡智が、答えを指し示してくれるかもしれません。

●身体を動かしたくなった時の対処法

不快な感覚への対処法について書きます。

身体の痛みやかゆみなど強い感覚を感じて集中ができなくなった場合も、すぐには反応せずに、その対象をありのまま観察していきましょう。

巻き込まれて反応しそうになったら、言葉で確認するのも有効です。

「痛み」「かゆみ」とラベリングすることで、その「感覚」と少し距離ができますので、それらと一体化せず、少し引いたところから見守ります。

不快な感覚や感情も蓋をせず、それをありのまま味わっていくと、やがて消化されて消えていきます。

なぜありのまま味わうことが大事なのかというと、思い通りにならない出来事や不快な刺激に対して、反発したり過剰に嫌がったりすることで、身体と心が緊張し、それがイライラやストレスの原因になるからです。さらには、その反応パターンを続けるほどに、パターンが強化されていくからです。

ですから、激しい感覚や感情も、無理には消そうとせず、また巻き込まれもせず、少し引いたところから観察していきましょう。内側から湧き上がってくる身体や心の声に耳を澄まし、ただ聴く側に回ります。

どうしても動かしたかったり、かきたくなった場合は、すぐには反応せず、数呼吸おいてから動くようにします。その際も、動いている身体の感覚を見つめ続け、動いたあとの感覚の変化も注意深く観察します。

強い感覚が落ち着いてきたら、また呼吸の感覚をしっかりと感じとっていきましょう。

今、感じていることを、あるがまま受けいれる。なるべく反応しない。

どうしても動かしたい時は、数呼吸見守って、マインドフルに味わいながら動かすようにしましょう。

このように反応しない練習をすることで、出来事（刺激）と反応の間にスペースが生まれます。そうすることで、「自覚」や「平常心」「自制心」「意志力」「思いやり」といった、強くてしなやかな心が育まれていきます。

また、感情と自分を同一視せず、その感情を客観視する視点が養われますので、強い感情が湧いてきた時も、感情に飲み込まれて冷静さを失ったり、その感情のままに行動してしまうことが減ります。

内側で起こっていることに「気づき」、不快な感覚にも反応しないで受容することで、反応的な在り方から主体的な在り方へと変わっていき、自分の人生の運転席に座ることができるようになるのです。

実際に私も、もともとは怒りっぽい性格だったのですが、マインドフルネスで不快な感覚に反応しない練習をすることで、性格がかなり変わりました。

もちろん、イライラすることはありますが、以前の私と比べると、怒りが湧いてきたことに気づくことが増え、怒りで反応してしまうことが格段に減ったのです。

気づきと受容的な在り方を訓練していくことで、無意識の反応パターンによる感覚、感情、思考のクセに流されることなく、自分の高い価値観、理想にあった行動や考え方を選択できるようになります。

だから瞑想中も、もしも不快な感覚が気になって、集中できなくなったとしても、その感覚にダメ出ししたり、快、不快、良い、悪い、きれい、汚いなどの評価・判断をしないようにしましょう。

また動かすことを決めて、かいたり動かしたりした場合も、そのことに対してジャッジしないようにしましょう。

不快な感覚、感情があったとしても、無理に変えようとせず、それをありのまま受けいれることで、「受容の心」や「思いやり」も育まれていきます。これらは、人間関係の向上にもつながる、大切な要素となります。

雑念の対処法

瞑想中は、「思い」や「思考」が湧いても、まるで他人事のように観察し続けていきます。どんなに素晴らしい考えも追いかけることなく、それに入り込んだりしないようにしましょう。

それは、イメージで例えるなら、川を流れる「木の葉」です。

あなたは、目の前の美しい川を観察しています。

雄大な川の流れを、ただただ眺めています。

すると、ふっと、文字の書いてある「木の葉」が流れてきます。

そう、「木の葉」とは、自動的に湧いてくる「思い」や「思考」のことです。

心は、その「木の葉」が気になります。

心には「猿」のような習性があり、つい拾い上げて、掴みたくなったり、「木の葉」に飛び乗りたくなったりします。

が、そこはぐっとこらえて、ただ川全体を眺めながら、「木の葉」は流しておきましょう。

次から次へと「木の葉」は流れていきますが、ここで大切なのは、右から来たものを左へ受け流すことにあります。

思考と一体化しないこと、受け流すことが目的です。

良いとか悪いとかの判断もせずに、淡々と見送っていきましょう。

しかし、無意識のうちに「木の葉」を握り締め、川の流れに溺れていたとしても、大丈夫です。

それに「気づいた」時点で、それを手放し、また川全体を観察していきます。

例えば、

「今日の会議大丈夫かな」

と思った。(さ〜っ)

「また思考している。集中できていないな」

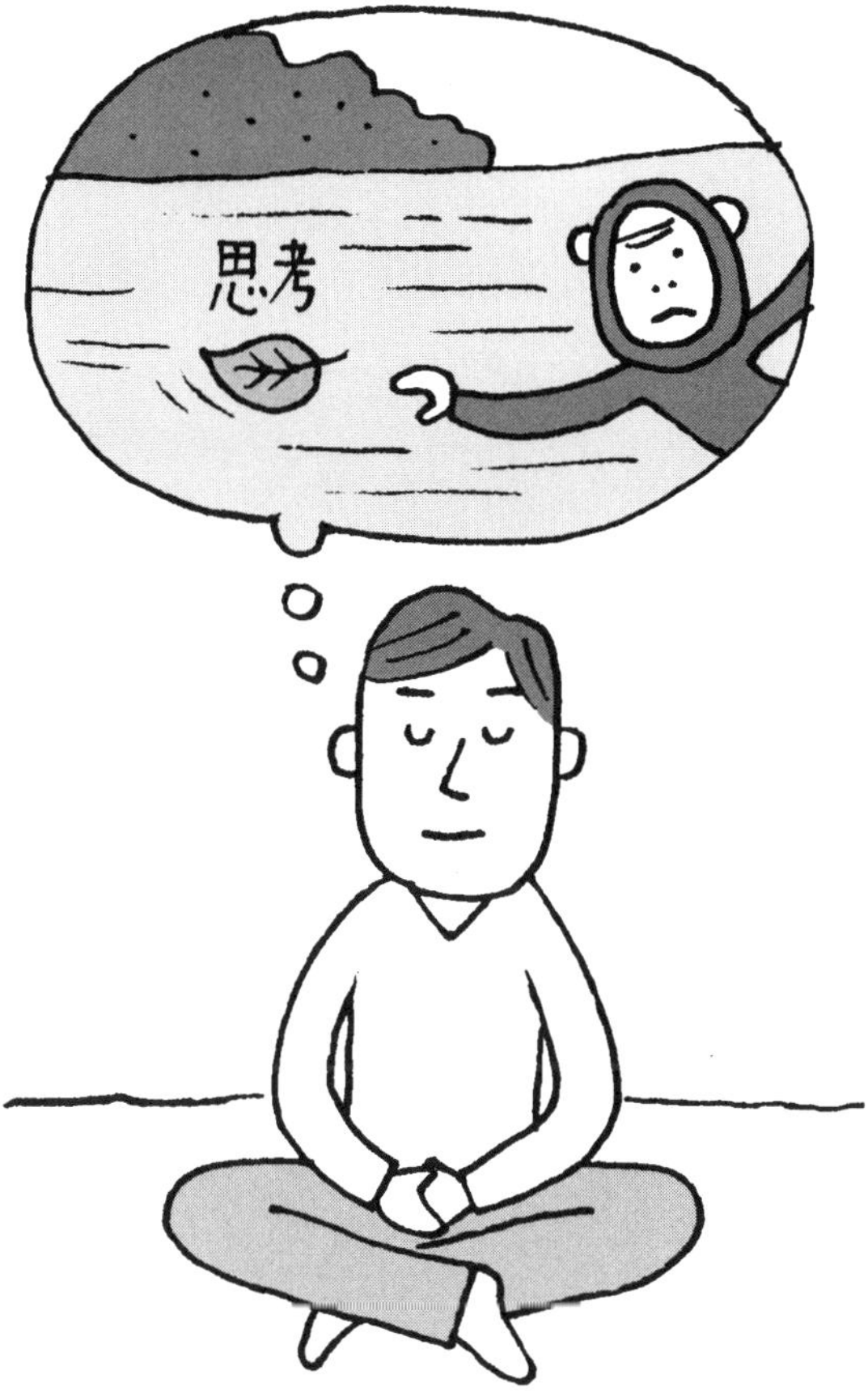

思いや思考は流れるまま、見送る

と思った。（さ〜っ）
「こんなんじゃダメだ！」
と思った。（さ〜っ）
「お、今日は調子いいぞ、瞑想が深まってきた」
と思った。（さ〜っ）

というように、次から次に、源流から流れてくる木の葉（＝思考）たちを流れるままにしておきます。

そして、「今、ここ」の呼吸や身体感覚に注意を向けましょう。

まるで道に迷った我が子を家に連れ帰るかのように、集中の対象に戻すことを繰り返します。

もしも、さまよった心に対してダメ出ししていたら、一旦、「それでいい」とおおらかに受け止めてから、また意識を注意の対象に戻していきましょう。

思いや考えにとらわれている場合は、「妄想」「雑念」と言葉で確認するのも有効です。

吐く息にのせて手放したら、また意識のスポットライトを呼吸の感覚に向けていきます。

呼吸によって、お腹がしぼんだり、ひろがったりしている感覚を注意深く観察していきます。

注意が散漫になって、呼吸から注意がそれていることに気づいたら、そのことに早く気づき、すぐに注意の対象に戻していきましょう。

また、雑念を嫌悪しないようにしましょう。

「なんて雑念だらけなんだ」

「こんなんじゃ瞑想になってない」

というのも判断です。これもやめましょう。


雑念、妄想は自然と湧いてきます。

気づいたら、呼吸を意識していることも忘れていた、ということが何度も何度も起こると思いますが、それでイライラしないようにしましょう。

それは失敗でも、瞑想がうまくいっていないわけでもありません。

大切なのは、雑念に気づくこと。今ここに意識を戻すことです。

ずれたことに気づき、意志の力を振り絞って、注意を対象に引き戻すことで脳が鍛えられます。

この繰り返しによって、対象に集中する力と、そこからずれたことに気づく力が高まり、意識のコントロール力を高めることができるのです。

そして、そのように思考が生まれては消えていく現場を目撃していくと、頭の中の声も身体の感覚も、すべてはただ、流れている（＝諸行無常）ということがわかってきます。

このようなプロセスによって、揺れ動く「思考」と「感情」とは別の、ニュートラルな「観察者の視点」が養われていきます。

繰り返し繰り返し思考に気づいて手放すことで、ネガティブな考え方のクセ、過剰なストレスの原因となっている偏った考え方が書き換わり、心がより安定して、ストレスに強い心に変化していきます。

●ラベリング

気づいている状態を言葉で確認することを、「ラベリング」と言います。

これは雑念が湧いた時や、身体の痛み、かみゆで集中できなくなった時にも使えます。

例えば、

「雑念」

「痛み」

というように、注意が対象からずれた時にも使います。

ラベルを貼ることでその感覚や思考と少し距離ができます。

「反応」ではなく「観察」する側でいることができます。

また注意を対象に向けるために、身体の感覚に対して「ラベリング」することもできます。

例えば、お腹に注意を向けている場合、

「膨らんでいる」「縮んでいる」

といった感じでも使えます。

もしくは、鼻先に注意を向けている場合、

「吸っている」「吐いている」

といった感じで「ラベリング」していきます。

今、自分の内側で起こっていることを言葉によって確認することで、注意を「今、ここ」につなぎとめることができます。

このようにマインドフルネスでは頭の中の「思考」も自然に湧いてくる「感情」も現在という瞬間の出来事として対象化し、自分と同一化しません。このような在り方を訓練することで、自分の心を客観的に観るスキルを身につけることができるのです。

すると、電車を乗り過ごして「焦っている」時も、大勢の人前で「緊張している」時も、それに巻き込まれず、うまく切り替えることができるようになります。

マインドフルネス5つのポイント

●ポイント①　今ここに在る

言うまでもないことですが、人生は「今」という瞬間の連続です。

私たちは「今」以外に存在することはできません。

「過去」も「未来」も、実際には私たちの頭の中にしかありません。

私たちが頭で考えた時だけ、意識は「過去」や「未来」に向かいます。

感覚や感情を感じるのは「今、ここ」でしかできません。何かを100%感じながら、「過去」や「未来」について考えることはできません。

ですから、私たちが五感の感覚に注意を向けて「感じている」時は、頭の中の過去や未来にとらわれることなく、「今、ここ」に存在することができるのです。

しかしながら、私たちの頭（マインド）は、「今、ここ」にとどまるのが苦手です。

自分と周りとを比較したり、未来や過去について妄想するのが大好きなのです。

頭の中のイメージ、昔の記憶を思い出し、わざわざ以前経験した失敗、不安や恐れ等を反芻《はんすう》したりします。そして、

「あんなことしなければよかった」

「もっとこうしていればよかった」

などと思います。自動操縦状態（マインドレスネス）がクセになっているのです。思考そのものには害はありませんので、このように思考することは悪いことではありません。ですが、ネガティブな「思考」がクセになっている場合、その「思考」がネガティブな感情を引き寄せます。

不安や恐れ、後悔、怒り等のネガティブな感情は、呼吸を浅くさせ、身体を緊張させ、免疫力を下げ、体内にストレスを生みます。

ではどうしたらいいのでしょうか？

意識のスポットライトを「今、この瞬間」だけにフォーカスしていけば、そのようなネガティブな考え方が湧いた瞬間を目撃することができます。

このような「気づき」を繰り返すことで、智慧が生まれ、自然とネガティブな思

考が減っていきます。自分を苦しめる無意識のパターン、プログラミングを書き換えることができるのです。

自分の内側で起こっていることに「気づく」ために、また自分の中にある幸せや平和とつながるために「今、ここ」にあることが大切なのです。

※本書では未来をイメージする瞑想もありますが、それは方向性を定めて、今この瞬間を充実させるためです。また理想の未来をイメージすることで、「今、ここ」の心と身体をより良い状態に調整することができます。

●ポイント② 何もしない

マインドフルネスでは、どこも目指しません。あるがままに存在している在り方を大切にします。

呼吸を深めたり、考えることもやめていきます。リラックスしようともしません。「何もしないこと」が重要なのです。

これは一見、簡単なようですが、社会生活を営む私たち現代人は、つねに「より良くなろう」「どこかに向かおう」とする在り方がクセになっているので、「何もしない」「ありのまま感じる」というのはすごく難しいことのように感じます。

私たちの中には、次の2つの在り方が存在します。
・することモード（Doing モード）
・在ることモード（Being モード）
することモードとは、どこかに向かおうとするモード。理想を目指し、努力、精進するモードです。

また、在ることモードとは、どこにも向かわない、何もしない。あるがままの自分でいるモードです。

自分の中のこの2つのモードを使い分けることで、自分の中の陰と陽、両極のバランスをとることができます。

一言でいうと、人事を尽くして天命を待つ。

つまり、自力で頑張る（人事を尽くして）パートと、天にお任せする（天命を待つ）パートをうまく使い分けるということです。

本書の瞑想CDでは、主に前半はすることモードを、後半は在ることモードを意識されると瞑想が深まりやすくなると思います。

ただ、あくまで最終的には「何もしないこと」が大切。つまり、在ることモードに入りやすくするために、することモードを使っているととらえてください。

●ポイント③　ジャッジしない

ジャッジしないとは、状況に対して、良いとか悪いと判断しない、できるだけ反応しないということです。

特に瞑想中、かゆみや痛み、湧いてくる雑念に対して、また外側の刺激に対して、イライラで反応しないようにしましょう。

また反対に、うまくいっているからといって舞い上がりすぎず、心地のいい感覚に対しても、とらわれないようにしましょう。

なぜこんなことを練習する必要があるのかというと、ジャッジすることで、心が揺れ動き、気づく力が弱まるからです。

集中する力、気づく力を強くして、それを持続させることで瞑想は深まります。ですが、ジャッジして、思考や感情が波打つと、ありのまま観察することが難しくなるのです。

そもそも私たちの心はジャッジするのが仕事のようなものです。

心は、五感で感じたもの、起こった出来事を、裁判官のように瞬時に判断します。初めて出会った人に対しても、過去に出会った人や、これまでの経験、知識から何らかの「印象」を持ちます。自分のモノサシ（価値基準）でそれが自分にとってどれくらい価値があるのかを計り、無意識に判断しています。

このように反応し続け、判断することで、世界や目の前の人をありのまま見ることが難しくなっているのです。

マインドフルネスで大事なのが、この無意識でしてしまうジャッジをあえてしないこと。つまり、目の前で起こったことに「いい、悪いと、評価や価値判断をしない」「言葉で意味をつけたり解釈したりしない」ということです。

いわば、現実をあるがままに「ただ眺める」練習であるとも言えます。

「思考」というフィルターを通さず、世界をダイレクトに、ありのまま感じていく練習なのです。

また心の安らぎが欲しい場合も、一度、思考から自分を切り離すことが肝心です。

ジャッジしていることに「気づく」ことで、絶え間なく裁き続ける「頭の中の裁判」をお休みさせて心の平穏を得ることができます。

瞑想中は、つねにニュートラルな状態に心のギアを入れるようにしましょう。

ジャッジしていることに気づいたら、

「ま、いっか」

「そんな時もあるよね」

「それでいいんだよ」

と自分自身に伝えるのもいいでしょう。

「ジャッジしない」＝「許すこと」、「ただ理解すること」、「受けいれること」と言ってもいいかもしれませんね。

このようにジャッジしない練習をすることで、日常生活でも思い通りにならない状況や他人に対しても、心のバランスを崩さず、平静さをもって、おおらかに見守ることができるようになるのです。

感情的になって、興奮したり、落ち込んだりして、心が不安定になると、判断を誤ることが多くなりますが、心が落ち着いて静かになると、冷静な判断がしやすく、物事を正しく見ることができます。

瞑想で「感覚」に集中して心のさざ波をリセットする習慣を持ちましょう。

●ポイント④「受けいれる」

マインドフルネス瞑想では、思考のフィルターを通さずに、ありのまま感じることを練習していきます。

「受けいれる」とは、

＝　感覚に対してジャッジしないこと。

＝　閉ざさないで、開いたまま感じること。

と表現できるかもしれません。

自分の存在そのもの（Being）が感じている感情をありのまま認め、受けいれると、その感情は消化され、自分に対して「素直」で「オープン」のままでいることができます。

ですが、その感情に対してジャッジして、抑えつけたり、抵抗したり、強がって感じていないフリをすると、その感情は消化されず、心と身体に蓄積していきます。

するとハートが閉じて、「素直」じゃなくなってきます。

だから、心をくもらせず、自分らしく生きるには、この受容的な在り方が大切です。自分の個性や能力を最大限発揮し、内なる智慧とつながるためにも、感情や感覚に対してジャッジせず、閉ざさないで、開いたままでいることが大切なのです。

これはよく誤解されやすいので補足すると、ありのまま感じることと、感情に支配されることとは違います。

自分の欲求や感情は否定しないで受けいれますが、でも、その欲求や感情のままに反応するかは別問題です。**無自覚に「反応」するのではなく、自分で選択した「行動」をするのです。**

例えば瞑想中、自分の頬を無性にかきたくなったとします。

まず、「かゆい」というその感覚、衝動は認めます。

でもすぐには「かく」という反応はしません。

「かゆいよね」

「いていいよ」

とその感覚を認め、ありのまま感じます。

その感覚に気づきながら、呼吸とともに観察し続けます。

しばらくすると、だいたいの場合、かゆみは消えていきます。

どうしてもかゆい時は、無意識ではなく、意識的にかきますが、その手を動かす「意図」を感じて、かいた時の感覚をマインドフルに観察します。

なぜこんな面倒くさいことをするのかというと、先ほどもお伝えしましたが、刺激と反応の間にスペースをつくるためです。

刺激 → 反応

ではなく、

刺激 → スペース → 反応

にしていくためです。

通常は、刺激と反応はほぼ同時に起こります。

かゆい（刺激） → かく（反応）

これを自動操縦状態モード（エゴ）と言います。

このようにパターン化された無意識の「刺激→反応」に流されるのではなく、

かゆい（刺激） → スペース → かく（反応）

と、意識的にとらえる練習をするのです。

これは日常生活で、自分の価値観、理想の在り方から離れそうになった時に応用できます。

例えば、怒りが湧いてきたとします。

まずは、自分が怒っている、という「感情」を一旦、認めます。

このように、自分が感じていることは否定しないようにしますが、それによって殴ったり、壊したりする「行動（反応）」は分けて考えます。

ここは意識的に選ぶ必要があります。

また例えば、ダイエット中なのにチョコを食べたくなったとします。

そのチョコを食べたい、という「欲求」はジャッジしません。

でも、それによってチョコを食べるという「行動（反応）」を選択するかは別です。

自分の存在そのもの（Being）が感じていることと、それに対する反応、行動や思考（Doing）を分けることで、自己受容をしながら、自分の理想や価値観に合った行動や思考を選択することができるのです。

マインドフルネス瞑想は、自分が感じているすべての感覚、感情に対して、共感的、受容的な眼差しを向けていきます。

これによって自分のネガティブな側面も、ダメさも、不完全さも含めた、自分の存在そのものを無条件で愛することができます。自分に対する思いやり、安心感、一体感、「それでいい」という感覚が深まるのです。

また自分の内側で起こっていることに気づいて、受けいれながらも、その感覚や感情、欲求を客観視して、反応しないようにする練習ですので、心の平静さ（平常心、不動心）が育まれ、智慧（洞察力や明晰さ）と自己理解を深めることができます。

過剰なストレスを生み出す考え方や行動パターンに光が当たっていくことで、自分を苦しめる悪い習慣も自然と減っていきます。

●ポイント⑤　毎日やる

大切なのは、短い時間でも「毎日やる」ことです。それには、日常生活でもつねにマインドフルネスを意識することです。

例えば、サーフィンで大きい波に乗れるようになるには繰り返し練習する必要があります。また柔道や合気道でも、敵の攻撃をすらりとかわせるようになるには、やはり同じ型を何度も繰り返し練習する必要があります。

毎日の実践を繰り返していくことで、必要な部分の筋肉や感覚が養われていき、努力しなくても、頑張らなくても、自然にできるようになるのです。

マインドフルネスも同じです。毎日の実践を通して「今、ここ」の自分の状態に気づく力（＝アウェアネス）が高まれば、人生で無意識に繰り返してきた思考や感情パターンに変化が起こります。

また自動的に湧いてくる思考を、色んな角度から見ることができるようになり、思考が柔軟になることで、物事を冷静に対処しやすくなります。

このような効果を得るには、「実践」が必要です。

そして、残念ながら、

「1日だけやれば、人生が変わる！」

というものではありません。

一定期間、継続した実践が必要です。

脳の構造が変わり、効果をはっきりと感じるには、最低でも3ヶ月くらいは必要だと言われています。

これも腹筋と同じです。1日だけ一生懸命に腹筋しても、お腹は割れません。かっこいい腹筋になるには、3ヶ月くらい筋トレを継続する必要があります。

腹筋は地味な作業なので、続けるにはけっこう努力がいります。そしてマインドフルネス瞑想も、腹筋を鍛えるのと同じくらい地味です。

地味なのですが、筋トレと同じで、続ければ、誰でも、必ず効果を実感することができるのです。

一度習慣化すれば、その後の人生の瞑想以外の時間も、すべてが「マインドフルネス」のトレーニングになります。

ぜひ自分のペースで続けてみてください。

読む瞑想① 〈頭を軽くするイメージワーク〉

「上虚下実」の「上虚」と「下実」とはどんな感覚でしょうか。

この感覚を体感するための簡単なイメージワークを紹介しましょう。

特に携帯をいじったり、テレビを見たり、ずっと何かを考え続けたあとは、頭に気が上がっているので、このワークがおすすめです。上がりすぎた気を下半身（丹田）に集めることで頭が静かになります。


「下実」

座っていても立っていても構いません。

地に足をつけて、骨盤を安定させていきましょう。

そしてイメージします。

これまでで一番嬉しかったことはなんですか？

喜びを全身で表現したくなったことはありますか？

嬉しすぎて歓喜の雄叫びをあげたことはありますか？

その時を思い出します。

その時のお腹の状態、背骨の伸びをイメージします。

まるで下腹に太陽があるような、へその下あたりが熱くなって、充実していく感覚。

その感覚を感じようとすると、自然と下腹が内側へ引きこまれていき、その圧力が腰に軽さを生み、さらに背骨が上に伸びていきます。

お腹の中の熱エネルギー、それが背骨の中へと上昇する気の流れを感じていきましょう。

この下腹の奥の方の圧力は、前向きな精神状態、集中力を高めます。

とてもやる気になった時、とても嬉しい出来事が起きた時、

「よっしゃ〜〜〜っ！」

と、喜びの声を出す時のお腹の感じです。

私たちがポジティブな時の、自然と腹圧が入り、腰が軽くなって上に伸びあがる、あの感じです。

背骨が内側から伸ばされていくことで、心と身体のエネルギーが高まってきています。
胸が内側から前後左右に広がって、呼吸がしやすくなっています。

「上虚」
突然、首から上が、消えてなくなります。
眉間もひろーく。
頭の中は空っぽ。
無色透明、スペース。
首から上が空間全体にひろがって、頭がなくなったような感じ。
いろんな思い、すべての感覚が頭の中をただ通過していきます。
首や肩の力が抜けて、脳が受信専用に切り替わっていきます。
音も、ただの空気の振動として、受信しています。
まるで満月のように、この世のすべてを明るく照らしています。
すべてをありのまま観察しています。

首から上のひろがりを感じていきましょう。

頭は陰、受動的、冷静な状態（Be）。

下腹は陽、能動的、意欲的な状態（Do）。

これが瞑想に適した姿勢（＝上虚下実）です。

第3章

CDを聴きながら瞑想してみよう

朝の通勤電車で「心身を覚醒し、心を安定させる」

トラック1

調身—瞑想に適した姿勢—

背骨（神経）を伸ばして、「安定」して「快適」な姿勢をつくっていきます。

姿勢を整えることによって、瞑想にぐっと入りやすくなります。

姿勢のポイントは、下腹部を下向きに安定させ、腰に軽さをつくり、背骨をまっすぐにのばしていくこと。

背骨が伸びると、内臓、神経に詰まりがなくなり、また胸は前後左右に広がって呼吸がしやすくなってきます。

さらに、首や肩、頭、眉間の余分な力を抜いて、脳を受信専用に切りかえていきます。

「頭の中はとても静か」、そんな状態になると、瞑想が深まりやすくなります。

トラック2　調息―瞑想のための呼吸法―

呼吸は基本的に鼻で行います。特に指示がない場合は、鼻から吸って、鼻から吐くようにしましょう。

呼吸は浅くても深くても大丈夫です。

正しくやろう、誘導の通りにやろうと頑張りすぎないでください。それが緊張を生み、かえって不自然な呼吸になりかねません。

まずは、自分が気持ちいいと感じることが大切です。

慣れてきたら、気持ちのいい範囲で呼吸を引き延ばしていき、息と息の折り返しにある「間」も繊細に味わっていくようにしましょう。

本書では息を止める誘導もありますが、心臓が悪い方や苦しい方は絶対に無理しないようにしましょう。

※マインドフルネスでは、通常、呼吸を操作しません。ですが本書では瞑想を深めるための準備段階として、呼吸法も紹介します。呼吸が引き伸ばされると、心の働きが止まり観察しやすくなるからです。

トラック3 マインドフルネス瞑想

マインドフルネスの目的は観察すること。「今この瞬間に自分の中で起きていることに気づき、それに評価や判断を下すことなく、ありのまま受けいれる在り方」を育てることが目的です。

これによって、気づきと受容、思いやり、自己理解、洞察力、智慧が生まれます。ですから、目的に向かって「努力」したり、特定の状態も目指しません。思い通りに「操作」しようとする在り方ではなく、「現実をありのままに観察すること」に重きをおいているのです。

マインドフルネスでは呼吸に集中しますが、呼吸法ではありません。あくまで「鼻孔を出入りする息の流れやその量」「お腹や胸の筋肉が収縮、弛緩」などの呼吸にともなう身体感覚を注意の対象とし、それに気づいていることが重要です。

一方でヨガの呼吸法は、主体的に身体や呼吸を「操作」することで、内側の気の流れが調整され、結果として心の状態も調整されます。これは呼吸を使って心を制御することで、静寂が深まり、本来の純粋な意識だけを残すのが目的です。

それぞれ目的が違うのでアプローチが違うのですが、私はどちらも実践して、どちらの恩恵も感じているので、本書は初心者の方でも比較的簡単に瞑想状態に入れるように、いいとこどりで、両方とりいれています。

ヨガの呼吸法を行ってから、心の働きを静かにしていくと、気づく力が高まり観察しやすくなるのです。

本書では、まず深めよう（Do）として、そこから手放す、あるがまま（Be）の状態へ入っていく流れになっています。

意識して、深めると手放す、２つのモードを使い分けることで、それぞれの良さを生かしながら、循環させることができます。

瞑想が終わったあとは、背伸びしたり、仰向けになって余韻を楽しんだりしてから、ゆっくりと覚醒していってください。

仕事はじめに「集中を高め、能率を上げる」

トラック4　**仕事はじめの瞑想**

オフィスの自分の机で、5分間目を閉じるだけでできる瞑想です。一点に集中する瞑想と、内なる決意で、意識の方向性を定めます。

ここでは鼻先に集中していく瞑想法を実践していきます。入ってくる息、出ていく息、その一つ一つの呼吸にすべての注意を向けます。今何に集中しているのか？　何を感じようとしているのか？　注意の対象が明確であればあるほど、心は定まります。

そして、一点に集中し、心を落ち着けたら、自分の目標や達成したいことを心の中でイメージしていきます。

そのあと、願いや決意を3回唱えます。

これによってイメージと言語化で決意を強化し、これから行いたいことの目的を明確にすることができます。

唱えるのは、願い事でも、大切にしたい価値観でも構いません。

例えば、「5時までにこの資料を完成させる」でも、「この仕事にかかわるすべての人が幸せになりますように」など、どこを目指しているのか、どんな想いでやるのか等、方向性や動機を確認するのもいいでしょう。方向性が定まると対象からブレた時、戻すことができるので、今に集中しやすくなります。

また仕事の前の儀式として、この瞑想を行うと、それが引き金（トリガー）となり、集中がさらに深まります。

例えば、メジャーリーガーのイチローは、プレーの前にバットを使って同じ動作を繰り返します。このように、「これをやったら仕事のことだけを考え、仕事に集中する」というお決まりのパターンをぜひ仕事前に5分間、時間の投資をしてみてください。

仕事での集中力が高まり、パフォーマンスが上がることに気づくと思います。

日々のスキマ時間に「不安や緊張を解き、ひらめきを得る」

トラック5　プレゼンや会議の前に緊張を解く瞑想

緊張した時は、気が頭に上って地に足がつかなくなるので、不安定な状態になっています。

心を落ち着かせるには、地に足をつけること。それには、深呼吸することが大切です。

当たり前ですが、実際は、足の裏から息を吸うのではなく、意識をそこに向けているだけ。でも足裏で吐くことを意識すると、自然と腹式呼吸になり、息がかかとから出るような感じがします。

さらには木が根から徐々に水を吸い上げるように、大地の「気」を足の裏から吸い上げ、体内を巡らせるイメージを加えていきましょう。

心と身体はつながっています。身体が安定すると心も安定していきます。

呼吸と身体を意識することで、心も地に足がつき、波打っていた心が徐々に落ち着いていくのを感じてください。

トラック6　目の疲れを癒し、気持ちを落ち着かせる瞑想

ここでは目のパーミング（手当て）を行います。

パーミングとは、手のひらをアイマスクのように使って両目を覆うことです。

PCに向かいっぱなしで疲れた時、手のひらで目を覆ったことありませんか。あれは無意識にパーミングを行っているようなものです。

どこでも簡単にでき、目の疲れがとれます。

両手を擦りあわせて暖め、その手のひらを目に当てます。

当てる時間は3分から5分くらい。

マッサージではないので、そんなに強く押しつけなくても大丈夫です。眼球で、手のひらのぬくもりを感じていきましょう。

これを行うことで、目の疲れがとれるという効果もありますが、と同時に、感覚

に集中しやすく、考えるモードから感じるモードに切り替えることができます。

もちろん、手を当てるのは、目以外の部分でも大丈夫です。

他にも手を当てたいところがあれば、手のひらを当てて、ありのまま感じてみてください。腹痛や頭痛の時、痛みを感じる患部に手を当てるだけでも、気持ちが楽になり、安心し、痛みや苦しさが和ぐはずです。

トラック7　アイデアがひらめく瞑想

ここでは「片鼻呼吸法」を行います。

人の脳は、言うまでもなく右脳と左脳があり、左脳は、「理論脳」と呼ばれ交感神経を司り、右脳は、「イメージ脳」と呼ばれ、副交感神経を司っています。

そして、右の鼻で呼吸すると左脳が、左の鼻で呼吸すると右脳が活性化されると言われています。

研究者のD・ワーンツによると、左脳と右脳はある一定周期で、その活動性が交互に優位になり、それが、右と左の鼻の通りに密接に関連しているそうです。

右の鼻の穴の通気が良い時には、左脳が右脳より優位に活動しており、逆に、左の鼻の穴で呼吸している時は右脳が優位になっているのだそうです。

今、どちらの鼻のほうがとおりがいいですか?

上記の理論で考えるなら、左右の鼻の穴の通りによって、どちらの脳半球が優位に活動しているか知ることができます。

ヨガの考えの中にも、左右の鼻の通りを調整することで陰と陽のバランスも整えることができるというものがあります。

左右の鼻の通りを良くすることで、両脳のバランス、自分の中の陰と陽のバランスが整います。

トラック8 イライラや不安、波だつ感情をしずめる瞑想

感情をかき乱された時に大切なのは、まずありのまま受けいれることです。

内側で起こっていることに気づき、評価や判断をいれず、ただ理解していきます。

もしも、抵抗したり、ジャッジしていたら、

「それでいいんだよ」

と伝えて一度受けいれましょう。

必要があれば、自分自身を勇気づけてあげましょう。

「それでいいんだよ」

「大丈夫」

「別に死ぬわけじゃないし、たいした問題じゃない」

「今、できることをしよう」

などなど、シンプルな言葉を使って、自分自身に語りかけてみるだけでも、ストレスが緩和します。

トラック9 気分をリセットする瞑想

気分を切り替えるには、呼吸の「感覚」に意識を向け、息をゆっくり吐くことがとても有効です。

その際、感じている「不安」や「緊張」や「怒り」をイメージして、これを息と一緒に吐き出していきましょう。

ここでは数を数えながら呼吸を深めていく、数息観《すそくかん》を使います。

一番簡単で、しかも効果が期待できる呼吸法です。

イライラしたり、緊張したり、落ち着かず不安な時、そしてストレスを感じて切り替えたい時、眠れない時、または瞑想に集中できない時にも有効です。

「今から数を数える」

と決めたら、数を数えること以外のことを考えないようにします。声を出せる場所なら声を出しましょう。

深い呼吸は、自律神経の副交感神経を優位にしますので、ストレスを解消し、リラックス効果が期待できます。

息をゆっくり吐きながら身体の力を抜いていきましょう。

慣れてきたら、間を長くしていき、できるだけゆっくりと息を吐いていくようにしてください。

帰りの通勤電車で「一日に感謝し、充足を感じる」

トラック10　慈悲の瞑想

思いやりの心を養うと、瞑想が深まりやすくなるだけでなく、幸せを感じます。電車で乗り合わせた人でも、これから会う人でも構いません。

頭の中でイメージしてもいいですし、ただ唱えるだけでも構いません。

慈悲の瞑想をすると、ストレスによる免疫低下を減少させ、ストレスを解消する脳内物質（オキシトシン）が分泌されることが明らかになっています。

ストレスを受けた時でも、「思いやり」を意識することで、脳のスイッチを切り替えることができるのです。

いろいろな慈悲の瞑想がありますが、これは私のオリジナルで短縮バージョン。

正規のロングバージョンは、嫌いな人たち、自分を嫌っている人たちの幸せも祈るものもあります。気になる方はやってみてください。

トラック11　感謝の瞑想

感謝することで、「私はすでに幸せである」という事実に気づくことができます。

この瞑想をすることで、自分がどれだけ恵まれているかに気づきます。

なぜ感謝を意識したほうがいいのかというと、私たちの心は「ない」ものに目が行きやすく、すでに「ある」ものは当たり前になるからです。

でも、実は、そんな当たり前の中にたくさんの幸せが隠れていて、よくよく意識を向けてみると、当たり前ではなく、色んなものが有り難い存在であることに気づきます。

当たり前の中で埋もれがちな、小さな幸せ、豊かさ、愛に気づいている状態、それが感謝です。

感謝の瞑想で感謝の筋力を鍛えていくと、たくさんのすでに「ある」ものに意識が向かいやすくなり、その心の波長が、また感謝すべきことや、状況を引き寄せます。

やり方は簡単。例えば、誰か一人の人を思い浮かべて行ってもいいですし、今日は100人やるぞ！　と人数を多くしてもいいですね。

人でなくても、「今の状況、すでに手にしているもの（Having）」、「自分がやったこと、人にしてもらったこと（Doing）」、または「誰かがいてくれること、存在そのもの（Being）」といったように、様々なレベルで感謝するのもいいでしょう。

この瞑想をすることで、自分がすでにたくさんの幸せに囲まれていることに気づきます。

またこれは上級編ですが、辛い状況や嫌な上司、思い通りにならない状況に感謝するというものもあります。

悪いと思える状況の中にも良い部分があるはずです。

その良い部分に気づいて感謝すると、ストレスを受けいれ、その状況と向き合うことができるようになっていきます。

被害者意識にならず、反応的にならず、今できることにフォーカスしやすくなります。

就寝前、ベッドで「疲れをリセットし、安眠できる」

トラック12　身体をゆるめる

身体の緊張をゆるめる「筋弛緩法《きんしかんほう》」というテクニックを紹介します。

これは、筋肉を完全にゆるめるために、筋肉を数秒間緊張させたあとに弛緩することを繰り返す手法です。ここでは仰向けでやりますが、立ったままでも、椅子に座った状態でもできます。（※一時的に血圧が上昇するので、心臓病や高血圧、緑内障などの持病のある方などは注意してください。息を止める呼吸法の場合と同じで、苦しくない程度で構いません。）

慢性的にストレスを感じている人は、リラックスするために身体をゆるめようとしても、なかなかできません。そのような人でも、あえて一度身体に力を入れ、緊張させてから力を抜くと、ふっと身体がゆるみやすくなるのです。

心は身体と密接につながっているので、身体がリラックスすると心もリラックスします。身体の緊張を解きほぐすことで、呼吸も心も和らいでいきます。

また、あえて力を入れることで、緊張した状態と完全に力が抜けた状態との違いがわかります。その緊張が溶けていく感じをマインドフルに観察していきましょう。

トラック13 身体を感じる

安眠できる瞑想（ボディスキャン）です。

マインドフルネスは、明晰な意識で気づいている状態ですから、本来はボディスキャンの間も寝てはいけないことになっています。

ですが、本書のボディスキャンは違います。途中で寝てしまっても構いません（もちろん、起きてやっても効果を得られるようにつくっています）。

初心者の方が短い時間で呼吸を深めるために、マインドフルな意識へ入る導入としてイメージや呼吸法、色々なテクニックを駆使しています。

眠る前に呼吸と心を落ち着かせることで、より深い眠りに入ることができます。

マインドフルネスのエッセンスをとりいれたリラクゼーションを重視した瞑想法ととらえていただけたらと思います。

第4章

ストレスを力に変える方法

瞑想でメンタルが整う

２０１５年12月から日本で導入されたストレスチェック制度の話題も記憶に新しいですが、今、「働く人のメンタル保護」にかつてないほど注目が集まっています。

それは裏を返すと、過剰なストレスで心と身体のバランスを崩す人が増え、無視できないレベルになっているということでもあります。ＮＨＫのアンケートによると、**仕事でストレスを感じている人は84％にものぼっています。**

そうした背景もあり、うつをはじめとした心の病に効果が高いとして、日本でもマインドフルネスにますますスポットライトが当たるようになりました。

実際に、私が前著『１日10分で心を浄化する方法　マインドフルネス瞑想入門』を出版したあと、

「毎日瞑想をやることで落ち込むことが少なくなりました！」

「病院でマインドフルネスがいいと勧められ、この本で実践したところ、薬に頼らなくてもすむ日が増えました」

等々、うれしいご報告をいただくことが多くなりました。

不安になったり、気分が落ち込んだりすると、「今」から心が離れてしまいます。「なぜあんなことをしてしまったのだろう」と過去を後悔したり、「うまくいかなかったらどうしよう」と未来を案じたりします。

このような思考の「反芻《はんすう》」が、気分をどんどん沈ませていく要因なのです。

瞑想で、過去や未来への妄想にとらわれない、今のこの瞬間に生きる感覚を身につけることによって、こういった悪循環に陥りにくくしていくことができます。

考え方や受けとめ方、出来事に対する意味づけを変えることで、過剰なストレスを和らげ、より適切に対応できるメンタリティをつくっていきましょう。

ストレスが低減する仕組み

マインドフルネスは、「心に自動的に浮かぶ思考や感情に反応せず、少し引いたところからありのまま観察する」という練習です。

このマインドフルネス瞑想の実践を繰り返すことで、「思考」や「感情」との間に、少しだけスペースができ、スペースができることで、**ネガティブな「思考」や「感情」も、少し離れたところから俯瞰《ふかん》して観ることができるようになります。**

それは「距離」が近すぎると見えない事も、適度に「距離」をとると良く見えるのと同じです。

また瞑想を深めることで、ネガティブであれ、ポジティブであれ、思考は流れる雲のようなものととらえることができるようになります。

すると、最初に、自動的に湧いてきた思いをすぐにつかむのではなく、たくさんの可能性の中から、どの思考をつかむか、意識的に選択できるようになるのです。

実は、**ストレスの原因は、出来事そのものよりも、出来事に対するとらえ方、意味づけにあります。**

起こる出来事そのものには良いも悪いもありません。ただそれを、思考がどのように色づけするかでどちらにも転びます。

その出来事を良いと判断したら、心地の良い感覚や感情を得、その出来事を悪いと判断したら、不快な感覚や感情を得ます。

そして、その感情や思考の裏にはその人なりの信念（思い込み）があります。

瞑想をすることで、こういったネガティブな思考、とらえ方のクセに意識の光を当てていくだけで、ストレスを生み出すものの見方が補正されていくのです。

ストレスを自覚する

ストレスがたまっていくと、ストレスホルモン「コルチゾール」の影響で自律神経が興奮します。すると心拍数が増え、血圧が上昇し、呼吸が浅くなり、これらは消化不良や不眠の原因にもなります。

またストレス解消と称して、身体に悪い食べ物やタバコ、お酒を摂取したくなったりするかもしれません。

その影響で身体に不調をきたし、さらにはそんな身体の不調がマイナス思考を引き寄せ、心が不安定になることで、人間関係がうまくいかなくなったり、自信がなくなったり……と、どんどん悪循環に追い込まれていきます。

そのような状態が長期間続くと、身体の免疫力が下がり、今度はもともと弱いところに症状として現れてきます。

じんましんやアレルギー、胃炎、胃潰瘍、十二指腸潰瘍、脳卒中、心筋梗塞、糖尿病、心不全、がんの原因になることもありますし、また、ストレス反応の暴走による突然死、自殺や過労死にもつながります。

このように、心身に重大なダメージを与えることになる前に、自分のストレスの原因を探って、ゆるめていきましょう。

大切なのは、

「今、自分が何を感じているのか？」

「今、何が必要か？　本当はどうしたいのか？」

に気づくことです。

「あなたは普段、何に対してストレスを感じていますか」

と聞かれて、すぐに挙げることはできますか？

なぜこんなことを聞くのかというと、様々なストレスに長い間さらされ続けていると、自分が何に対してストレス反応を起こしているのかがわからなくなっていたりするからです。

いつも忙しくしていて、感情を押し込めて、疲れが蓄積している人は、心や身体

に対する気づく力が鈍くなっていることがあります。

凍傷になると、神経が麻痺して、感覚がなくなって痛みを感じなくなるのと同じです。（ちなみに、凍傷を治すには傷口を温めるのですが、神経が解凍される際、激しい痛みをともなうそうです。）

適切な対処をするためには、まず自分が「何に」「どれぐらいの」ストレスを感じているのかを自覚しなければ、はじまらないのです。

ぜひ、次の項の「自分の感情やストレスに気づくワーク」もやってみてください。

自覚することの次に大切なのが、自分なりにストレスを解消する方法をいくつも持っておくことです。

ストレス解消には色々な方法があります。

例えば、飲み会で愚痴を言ったり、甘いものを食べたり、ぼんやりテレビを見たり、衝動的に買い物をするのもストレス発散になります。

でも、これらは比較的、「不健全なストレス解消法」です。

薬やアルコール、買い物、ギャンブルなど右記のようなストレス解消法は、健康を損なったり、お金を使いすぎたり、自分や周りも傷つけることにもつながりますし、また中毒性があるので、無意識にやるとそれに依存しかねません（もちろん、たまにでしたら問題ありませんし、自覚があって、意識的に行うぶんには問題ありません）。

「健全なストレス解消法」は、運動、趣味、カラオケ、温泉、呼吸法、ヨガ、瞑想、自律訓練法、アロマ、自然の中に出かける、などでしょう。

ストレスを感じる原因から離れ、意識して笑ったり、人や自然とのつながりや絆を感じることが、ストレス解消の鍵となります。

ぜひ、自分なりの「健全なストレス解消法」を持つようにしてください。

自分の感情やストレスに気づくワーク

あなたは今、何にストレスを感じていますか？

日常生活のネガティブな感情に気づいたら、以下の４つのポイントを記録してみましょう。

①出来事
②感情
③感情の前に考えていたこと（自動思考）
④身体的反応や行動

この４つを自覚することで、

「今、自分に何が起きているのか？」

を把握することができます。

内側で起こっていることに気づくことで、感情的、反応的になることが減り、これを意識することで、リアルタイムで気づけるようになっていくのです。

最初は、一日の終わりなどに振り返って記録してもかまいません。

「あの時、自分に何が起こっていたのか？」と、自分の「無意識を意識化」していくことで、無意識の反応パターンをゆるめることができます。

この日々の「小さな気づき」を繰り返すことで、過去の記憶、信念から発生するパターン（自動操縦状態）から自分を解放できるようになるのです。


記録のポイントをそれぞれ解説していきましょう。
①出来事…過剰なストレス、ネガティブな感情を感じた出来事を客観的に書く。
②感情…その感情と感情の強さ（％）を書く。
③自動思考…感情の前に考えていたことと、それに対する自分の確信度（％）を書く。
④身体的反応や行動…その時の行動（しなかった行動）と身体の反応を書く。

【ワークの例】

①出来事…レジの店員の対応が遅く、行列が進まなかった。

②感情…イライラ（50％）、残念（30％）

③感情の前に考えていたこと（自動思考）…

「遅い！　もっと早くやれよ！」（50％）、「隣のレジのほうが早かった」（20％）

④身体的反応や行動…指先、足先を揺すりたくなった。呼吸が早くなった。

このように書き出してみると、次にまた同じ状況になった時も、過剰に反応せず、冷静に対応することができるようになります。

ぜひやってみてください。

ストレスを生み出すもの

あなたは、いつもどんな状況で感情的になりますか？

あなたは、いつもどんな状況でストレスを感じていますか？

どんな人の、どんな言動に対して、あなたは反応的になりますか？

よくよく振り返ってみると、

「なんかこういう人を見ると、イライラしちゃうんだよなぁ」

「なぜかわからないけど、こういうことを言われると、ついつい感情的になってしまうんだよね」

という特定のパターンのようなものがあると思います。

人の「ものの見方」、「とらえ方」というのは、ほぼ固定化していて、「こういう出来事」には「こういうとらえ方」をするというのがだいたい決まっています。自分にとっては当たり前になっているので、過剰なストレスを感じている時、悩んでいる時に、その根っこにある「とらえ方」を自覚していません。

例えば、「人に嫌われるべきではない」という思いがある人は、人に嫌われると過剰にストレスを感じます。

「子供は学校に行かねばならない」という思いがある人は、子供が学校に行かないと過剰にストレスを感じます。

「妻は夫の言うことを聞くべきである」という思いがある人は、妻に言い返されると過剰にストレスを感じます。

そのようなルールを持っていない人は、同じ状況でも、そこまでストレスを感じません。つまり、**悩みやストレスは出来事そのものにあるというよりも、どんな思い、つまり「信念」を持っているかによるのです。**

この「信念」は、よく「色メガネ」に例えられます。

その人がどんな色のメガネをかけているのかによって、起こる出来事や人の印象ががラリと変わるのです。

でも、メガネはかけていることをついつい忘れてしまいますよね。

また、**あまりに自分にとっての景色が当たり前になりすぎて、みんなも同じように見えていると思っていたります。**

マインドフルネス瞑想は、このメガネを外して、メガネそのものを見るようなものです。

メガネをかけている時は、メガネそのものを見ることができませんが、一度外して、少し距離を置いてみると、それまで見えなかったメガネの色や形を見ることができます。そうすると、メガネの汚れやレンズの歪みに気づくかもしれません。

「信念」も同じです。自動的に湧いてくる思考もそれと一体化している時は自覚できません。

でも瞑想で少し引いたところから観察していくと、自分が何を考えているのか自覚できるのです。思考の歪み、ネガティブなクセにも気づくかもしれません。

過剰な「ストレス」や「悩み」の原因には、たいてい、「条件づけ」された否定的な思考のクセがあります。被害妄想など、偏ったものの見方が潜んでいるのです。

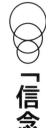

「信念」の見つけ方

では「信念」は、どうやってつくられるのでしょうか？

それは、
どんな国に生まれたか？

どんな時代に生まれたか？

どんな家族に生まれたのか？

小さい頃に、どのようなコミュニティに属していたのか？

そこでどんな教育を受けたのか？

……等々の要素が大きく影響しているわけです。

ストレスを生み出す「信念」の多くは、育った環境、幼い頃、親や先生に言われたことを無意識下でそのまま採用してきたものなのです。

色メガネの色やフレームは、多くの場合、誰かにつけられたものなのかもしれません。つまり、自分で選んでつけているわけではないということです。

もしも、自分らしさを妨げるような思い込み、過剰にストレスを生み出している「信念」に気づいたら、それを採用し続けるか改正するか選択していきましょう。

例えば、私はヨガ講師という仕事柄よくインドにいきますが、インドでは電車が一日以上遅れたりすることは日常茶飯事。また列に並んでいても、現地のインド人は平気な顔して横入りしてきます。

20代前半、私が初めてインドに行った時は、

「ええっ！　ありえない！」

「なんて失礼な！　ふざけるな！」

とイライラしてしまいました。でもそれは、インド人にとっては当たり前の風景。

「こんな風に感情的になるのは、私が日本人的なルールや礼儀を相手に当てはめているからだ」

と気づいた瞬間、自分のイライラがなくなり、楽になりました。

「もう、インドだからしょうがないか」

と良い意味で諦めると、状況が変わっていないにもかかわらず、ストレスがだい

ぶ減ったのです。

前に書いたとおり、全く同じ出来事でも、人によって感じ方が全然違うものになるのは、前提にある「考え方」「信念」が異なるからです。

ですが、メガネをかけているのをつい忘れてしまうように、「信念」も、あまりにも当たり前になりすぎていて、それに気がついていない場合がほとんどです。

「そう考えるのは大人として当然だ！」

などと思っていたりして、その考え方と完全に同化しています。

ではこのような自分の「信念」に気づくにはどうしたらいいのでしょう？

過剰なストレス、ネガティブな感情を観察していくと、その裏にあるルール（モノサシ、価値基準）が見えてきます。

ありえない人、非常識な人、嫌な人に出会った時、それは自分と正反対の価値観を持っている他人と出会ったことで、自分の「価値観」や「ルール」がピコーンピコーンと反応しているのです。（つまり、ストレス反応によって自分にとって大切にしているものが何かを知ることもできるのです。）

心理学では、過剰なストレス、ネガティブな感情の裏には、頑固な偏った思い込み（＝非合理的な信念）があると言います。
流れを書くとこのような感じです。

出来事（刺激）↓信念（思い込み）↓思考（自動思考）↓感情や行動

ここで、不快な感情、出来事や人間関係から逆算して、自分の信念を見つける方法を紹介しましょう。それは、次の４つのステップに分けられます。

・ステップ1…最近、ストレスを感じること、悩んでいることを書き出す。
・ステップ2…その悩みや出来事に対する感情や思考を書く。
・ステップ3…その悩みや出来事から自分の「信念」を逆算する。
・ステップ4…その「信念」はどうしてできたのか考えてみる。

とても深い気づきを得られるワークですので、ぜひ、やってみてください。
参考までに代表的な「非合理的な信念」について紹介します。

次の2つの視点で眺めて、記入してみてください。
①自分に当てはまっているか？（当てはまったら□に✓）
②当てはまっているとしたら、それをどれくらい信じているか？（（　）％）

□私はダメな人間だ（　）％
□私は嫌われ者だ（　）％
□人に嫌われるべきではない（　）％
□私のことを好きになる人なんていない（　）％
□すべての人に愛されなくてはならない（　）％
□満足してはいけない（　）％
□目立ってはならない（　）％
□失敗をするべきでない（　）％
□人に甘えるべきではない（　）％
□どうせ私なんて何をやっても無駄（　）％

□何でも自分でやらないといけない（　）％
□相手をがっかりさせてはならない（　）％
□相手の機嫌をそこねてはならない（　）％
□自分の弱いところを見せてはならない（　）％
□何事も完璧にやらねばならない（　）％
□誰からも見くだされてはならない（　）％
□自分で決めるべきではない（　）％
□時間をムダに過ごすべきではない（　）％
□我が子は、私の期待通りに育つべきだ（　）％
□○○（部下や子）は、私に対して従順であるべきだ（　）％
□一度失った信用は回復できない（　）％
□相手の気持ちを察するべきである（　）％
□○○（家族やパートナー）は、私の気持ちを理解するべきである（　）％

当てはまるものはありましたか？

中でも、一番当てはまるのはどれですか？　その確信レベルはどれくらいですか？　(すべての人が「非合理的な信念」を持っていると言われますので、もしも沢山当てはまったとしても、それをジャッジしないでくださいね。)

では、そのような信念がどうやってできたか考えてみましょう。

もしかしたら子供の頃、親に、「人に迷惑をかけたらいけないよ」「悪い事だけはするなよ」と、ずっと言われていて、そのルールを大人になった今でも、大事に採用し続けているのかもしれません。

こんな風に、

「なんでかわからないけど、こういう状況になると感情的になる」

「このことに触れられると落ち込んでしまう」

といったような、「なんでかわからない」無意識のパターンに光が当たっていくと、それだけでも、それに振り回されることが減ります。

「ああ、自分のこの性格って、小さい時のあの体験からきているのかも」

「先生から言われたあの一言からきているのかも」

と腑に落ちるだけでも、自己理解が深まり、反応的になることが減ります。

こうやって過剰なストレスや緊張に気づき、その時の考え方（自動思考）に気づいたら、その考え方をゆるめていきましょう。

白か黒、0か100かのような融通の利かない、こわばった考え方を意識的に変えていくと、徐々に信念（思い込み）が書き換わり、同じような状況で感情的、反応的になることが減っていきます。

具体的には、「〜するべき」といったような考え方に気づいたら、

「〜するほうがいいけど、〜できないこともあるよね」

といった、柔軟で合理的な思考にゆるめていくのです。

例えば、

「人に嫌われるべきではない」

↓「人に嫌われないほうがいいけど、人に嫌われることもあるよね」

「子供は学校に行かねばならない」

↓「子供は学校に行くほうがいいけれど、行けないこともあるよね」

「妻は夫の言うことを聞くべきである」

↓「妻は夫の言うことを聞くほうがいいけど、聞けない時もあるよね」

といったように考え方をゆるめていくと、過剰なストレス、不安や恐れ、怒りといった感情は小さくなります。

あるいは、「私のことを好きになる人なんていない」という確信度が高かったら、「私は愛される存在だ」という前提に変えていくのです。または口に出して言ってみるのもいいでしょう。

さらに見ていくと、「どうせ私なんて何をやっても無駄」という信念の裏には、「本気でチャレンジして失敗して傷つきたくない」という「本当の目的」が隠れていたりすることもあります。

自分の中にそのような思い込みや勘違いがあることに気づくだけでも、心はゆるんでいきます。

特定の人や出来事に対して、過剰なストレスを感じる場合、自分の中にどんなルールがあるのか観察してみましょう。

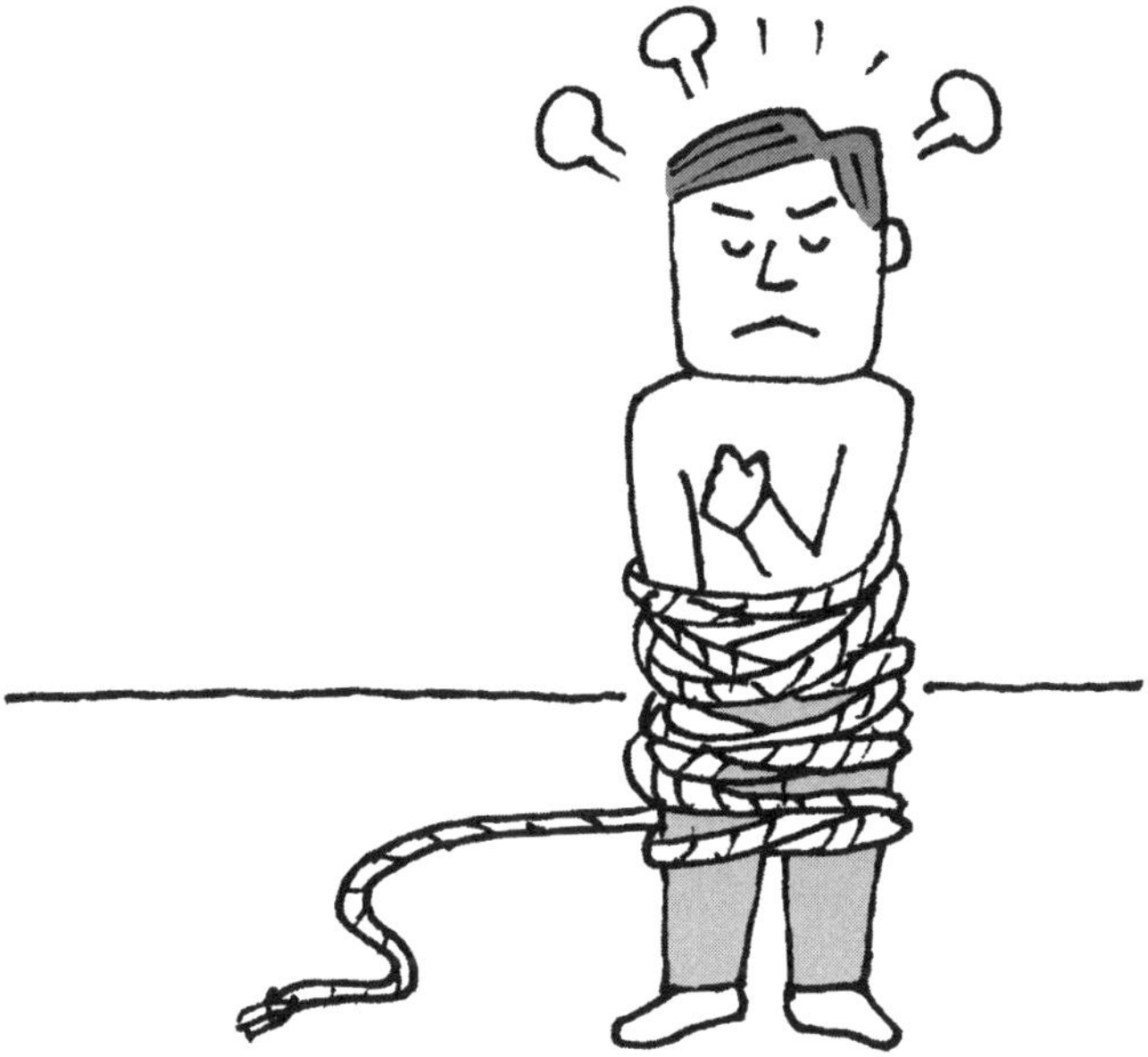

自分のつくった「信念」にとらわれると苦しくなる

「ストレスは悪影響をおよぼす」という先入観

人は生きている以上、ストレスが完全に消える生活を送ることはできません。母親の胎内から生まれた瞬間から、人間関係、環境、病気、死別、老化……年齢とともに、受けるストレスは変化していきます。だからこそ、上手なストレスとの付き合い方を学ぶ必要があるのです。

一般的に「ストレスは良くないものだ」とされますが、厳密に言うと、同じストレスでも、良い・悪いどちらに感じるかは人それぞれです。また、ストレスを受けいれる容量も人によって違います。

例えば、スポーツでストレス解消できる人もいれば、スポーツをするとストレスを感じる人もいます。

「あの辛い体験があったおかげで成長できた」と思う出来事はありませんか？

例えば、学生時代の試験。特に受験は誰にとってもかなりのストレスだったと思います。極限まで追い込まれてしまう人もいます。

でもそのストレスを乗り越え、成長するきっかけになったのなら、その人にとっては、結果的には「良いストレス」であったということになります。

反対に、その逆境を乗り越えることができず、圧倒されたのなら、その人にとっては、結果的に「悪いストレス」であったということになります。

「良いストレス」は、人間を成長させてくれるエネルギーとなり、人生のスパイスになります。筋肉に繰り返し負荷（ストレス）をかけて筋肉を鍛えるように、適度なストレスや逆境は、心を鍛えてくれるのです。

ですから、**絶対的に悪いストレス、良いストレスというものはなく、それを活かすも殺すも自分次第。**

ストレスを乗り越えることで心は強くなり、人間は成長することができます。

そのためにも、マインドフルな在り方は役にたちます。

マインドフルネスは瞬間、瞬間の起こっている出来事（刺激）に気づき、ジャッジしないで、ありのままを受けいれる練習。この在り方（自己受容）が習慣化されると、思い通りにならない状況でも過剰に「嫌だ」と反応しにくくなるので、ストレスを感じにくくなったり、ストレスを成長させてくれるものとして受け取ることができるようになるのです。

自分の安全領域（コンフォートゾーン）を超える時、心は激しく、揺れ動きます。私も初めてのヨガクラスや講演会は緊張しましたが、5人、10人、50人、１００人と増え、その回数を重ねていくと、以前のようには緊張しなくなりました。

恐れや緊張、不快な感覚を避けていたら、いつまでたっても成長することはできません。

失敗、不安、恐れ、葛藤などのネガティブな感覚を受容していくことで、人間は成長し、磨かれていくのです。

このように、ストレスやネガティブな感情は、私たちにとってどちらも必要なものです。快適すぎると、成長できません。しかし、不快すぎると身体を壊します。

大切なのは両方のバランスです。

フロー（瞑想）状態になるための秘訣は、適度な「ストレス（緊張感）」と「リラックス（脱力感）」です。ストレスとリラックスの振れ幅が大きくなればなるほど、高いフロー状態になるのです。

暑すぎず、寒すぎない。締めすぎない、ゆるめすぎない。快楽主義に偏りすぎず、苦行主義に偏りすぎない。自分の真ん中（中道）を見つけることが大事ということです。

「不安や緊張、恐れはあるが、でも、なんとかコントロールできる」そんな中間地点を見つけることで、陰と陽、交感神経と副交感神経、両極のバランスがとれるのです。

そのために大切なのが気づき（アウェアネス）なのです。

ストレス対処能力「SOC」

同じようにストレスのかかる経験をしても、そのストレスに「押しつぶされてしまう人」もいれば、ストレスに「上手に対処できる人」もいます。

この違いは何に由来するものでしょうか？

1970年代、ユダヤ系の、医療社会学者のアーロン・アントノフスキーは、第二次大戦時に「ナチスの強制収容所」を経験した女性の健康状態を調べたそうです。

多くの生還者は、強制収容所という過度のストレスに長期間さらされたことにより、心身のバランスを崩し、あまり長生きできませんでした。しかし、その中の約3割は、強制収容所という想像を絶するような恐怖を経験しても、心身の健康状態を保ちながら、長生きしたそうです。

アントノフスキーは、

「何故、この3割の人達は、長期間強いストレスを受け続けたにもかかわらず、精神的・身体的に健康でいられたのか？」

と興味を持ち、この２つのグループの違いは何かを精緻に分析しました。

その結果、ストレスフルな状況を経験しても、心身の健康状態を保ち長生きした人たちは、そうでなかった人たちに比べて共通した「感覚」があることが見えてきました。

それが「ＳＯＣ（Sense of Coherence）／首尾一貫感覚」です。

この感覚が強いと、ストレスに遭遇した時、精神的・身体的に自分を守るだけでなく、そのストレスを糧にさらに成長することができます。

長生きした人たちは、共通して以下の３つの特性を持っていたそうです。

それは、「把握可能感」「処理可能感」「有意味感」です。

1. 把握可能感……「わかる」感

置かれている状況が把握でき、今後の状況がある程度予測できるという感覚。

この感覚があると、目的地と現在地を把握できます。

「今、どういう状況なのか」「これからどうなるのか」

現状と今後の予測というような全体像をとらえることができます。

この把握可能感が弱いと、混乱状態になりやすく、「なぜこれが起こったのかわからない」「今後どうなるかわからない」ので、この辛い状況が一生続くと考えてしまいがちです。

反対に、この「把握可能感」を持っている人は、「この辛い状況もいつかは終わり、解放される」と思えるのです。

仕事に置き換えると、

「今月は休みなしだけど、この山を越えれば楽になる。来月のこのあたりで、まとめて休めるな」

と考えることができるので、深刻になりすぎず、ストレスを受けいれやすくなります。また、

「このプロジェクト全体では、約3ヶ月かかるから、うちの部署では、今週中に

ここまでやろう」

「来週のこの辺は忙しくなりそうなので、今日は早めに上がろう。あ、早めにアルバイトを増員するか、他の部署にヘルプもお願いしておこう」

といったように先々を見通すことができます。

この「先を見通す力」があると、未来を予測できるので、事前に準備したり、他の人に、早めのお願いや援助を求めることができるのです。

把握可能感（＝わかる感）の高め方

「今何が起きている？」と現状把握してみましょう。

漠然とした不安があればその原因を書き出して明確にします。

そしてその自分の悩みや不安を少し俯瞰した視点で眺めていきましょう。

また「これからどうなるだろう？」「どうなったらいい？」と今後の状況を予測して、対策やサポートが必要であれば事前に備えておきましょう。

その場しのぎ、行き当たりばったりではなく、未来も含めた時間軸で物事をとらえる癖を持つと、この把握可能感が高まります。

2. 処理可能感……「できる」感

何とかなる、何とかやっていけるという感覚。

ストレスに強い人は、直面する問題に対して、「何とかなる」と信じることができます。自分自身や、他者、社会に対する信頼感、肯定感のようなものです。

この処理可能感が弱いと、「今までは、たまたま上手くいっただけ」「今度は上手くいかないかも？」と否定的にとらえます。

反対に、この感覚が強いと、これまでの成功体験に自信を持ち、新たな困難も「きっと乗り越えられる」と信じることができます。

これまでにやったことがない大きな仕事を任された時も、

「過去に同じような状況でもなんとかなった」

「だから、今回の仕事もなんとかなる」

「私なら大丈夫」

と思うことができます。

処理可能感（＝できる感）の高め方

この「処理可能感」が弱いなと感じたら、これまでで達成したこと、小さな成功体験を思い出して味わってみるのもいいでしょう。

過去の良かったこと、自信を持てるような体験を思い出すことで、「今までだってなんとかなった、今回も自分なら乗り越えることができる」という感覚を高めることができます。

思いつかない場合は、成功体験を積み重ねましょう。

小さな成功で構いません。

大きな目標を立てて、そこに行き着くまでの小さなステップの目標を設定し、それを達成していくことで、「自分の能力や存在そのものに対する自信」がついてきます。小さなステップで達成したら、自分にご褒美をあげましょう。

目標に向かうパワーは、「自分はそれを達成できる」という信念から生まれます。

また、鏡に向かって「大丈夫」「なんとかなる」など肯定的な言葉を唱えたり、自分がそれができる理由を100個書き出してみるのもおすすめです。

3. 有意味感……「やるぞ」感

ストレスを感じる状況でも意味ややりがいを見い出せる感覚。

この「有意味感」がないと、「こんなことをやっても意味がない、疲れるだけ」と感じます。

やっていることに意義を感じないので、モチベーションが上がりません。

反対に、この感覚が強いと、あまり興味のない仕事、面白みを感じないことにも、「きっとこの経験も、将来何かの役に立つかも」と思えます。

あなたは今、日々の仕事や生活に、「やりがい」や「生きる意味」を感じていますか？

もし感じているとしたら、この能力が高い証拠です。

この能力を高めれば、希望していない部署に配属されても、やりたくない仕事を任されても、そこに意味を見つけることができます。

辛いことや面白みを感じられない時、一見無意味に思えることや退屈な仕事を任された時、そこに何らかの意味を見出せると、さらにストレスに強くなります。

また「会社を解雇された」といった逆境においても、「自分がさらに成長するための試練だ」とらえることができます。

「この出来事は自分にとって意味がある」

「このストレスによって自分は成長できる」

そんな風にとらえることで、逆境下でも最善の未来を切り開くことができます。

有意味感（＝やるぞ感）の高め方

有意味感を高めるには、貢献感を高めることが大切です。

貢献することで、「私は価値がある」「自分は役に立っている」と思えることによって有意味感が高くなります。

すべての仕事は世の中に何らかの意味を生み出しています。

「誰かの役に立っている」「貢献している」ということを意識しながら、仕事にとりくむだけでも、この有意味感は高くなるはずです。

例えば、分業、単純作業、流れ作業で、「この仕事が誰の役に立ってるのか」「どのような価値を生み出しているのか」がわからなくなった時、「そもそもなぜ仕事をするのか？」「人生の目的は？」「この出来事の意味は何か？」などと、つねに問いかける習慣を持つようにしてみましょう。

もしもその時点で、意味がわからなくても、「これには何か深い意味があるかも？」と思ってみるのです。

「人生で起こることすべてに意味がある」といった前提で人生を眺めてみると、思い通りにならない状況も受けいれやすくなるかもしれません。


これらの3つの要素がバランス良く高いと、ストレスに上手に対処して自分の心身を守ることができます。

さらには、そのストレスを糧として成長できます。

この中で一番伸ばしたいのはどれですか？　この3つは先天的なものではなく、後天的に育てていく感覚です。

また部下や同僚がストレスを感じている時も、この「把握可能感（＝わかる感）」「処理可能感（＝できる感）」「有意味感（＝やるぞ感）」を高めるように意識してかかわるといいでしょう。

読む瞑想②〈ストレスを逃す呼吸法〉

今の自分の身体と心を観察していきます。

「今何を感じていますか？」

「今、身体のどのあたりにどんな感覚や感情がありますか？」

「それはどのくらいの強さですか？」

今この瞬間、自分の身体と心に起きていることに気づいていきます。

もしも、その状態に抵抗したり、批判したり、ダメ出ししていたら、

「それでいいんだよ」

「それで大丈夫だよ」

と自分自身を安心させてあげましょう。

自分が感じている感情や欲求を否定せず、それをありのまま認め、ただ理解していきます。

泣きたい時は思いっきり泣き、笑いたい時は、思いっきり笑いましょう。

そのまま味わうことで感情は消化されていきます。

ただし自分を圧倒するような激しい感情は無理に味わう必要はありません。

気持ちを切り替えたくなった時は、深い呼吸を意識していきましょう。

鼻からゆっくりと息を吸って、吸いきったら、ろうそくを吹き消すように、できるだけゆっくりと口から吐いていきます。

自分のペースで2、3回繰り返していきましょう。

さらに、この呼吸法にイメージをつけ加えてもいいでしょう。

ストレスや緊張、不安や心配など、不要なものを、息と一緒にできるだけゆっくりと吐き出していきましょう。

未来への不安や過去への後悔、自分を責める声に気づいたら、それも息と一緒にゆっくりと吐き出していきましょう。

ゆっくりと息を吐くごとに、頭の中が静かになり、心が浄化されていきます。最後にイメージするのをやめて、「今、ここ」の心と身体を観察していきましょう。

第5章

マインドフルに生きると、仕事と人生が変わる

今やるべきことを明確にする

アップルの故スティーブ・ジョブズは、毎朝鏡の前に立ち、自分自身に問いかけていたそうです。

「もし今日死ぬとしたら、今日やろうとしていることは本当に自分がやりたいことだろうか？」

「いや、違う」という答えが何日も続いたら、何かを変えなくてはならないというサインだと考えていたそうです。

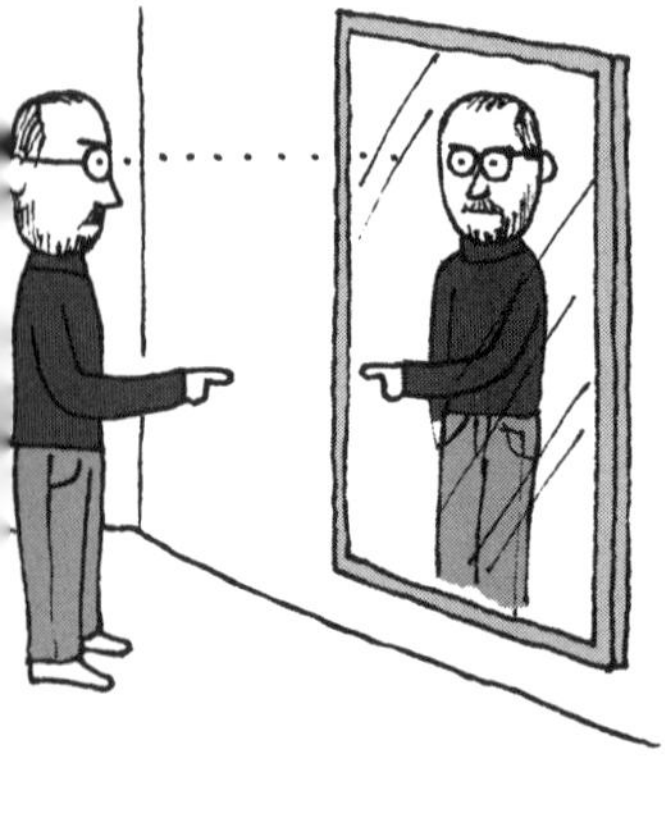

今、集中すべきことがわからない時、対象がブレる時、

「もしもたった一つのことしかできないとしたら、自分は今、何をやるのか」

といった質問をするのもいいかもしれません。

他にも、私はどう在りたいのか？（Be）人生で何をしたいのか？（Do）何を得たいのか？（Have）等をそれぞれ書き出していくのもいいでしょう。

「自分が本当はどうしたいのか？」

「人生でやりたいことはなんだろう？」

「今日一日を終えた時、どんなことを感じていたいか？」

「そのためにすべきことは何か？」

自分にこのような問いかけを繰り返すことでも、やりたいことが定まります。

どんな大きな目標も、細分化された小さな行動の積み重ねでしかありません。小さな行動を積み重ねることで、大きな夢を実現できるのです。

・現在地（今、ここ）

・歩き方（プロセス）

・目的地（理想）

この3つを意識することで、やるべきことに集中しやすくなります。

よく人生の目的、ゴールを定めることが大切だと言われますが、富士山に登った時の感情をイメージするだけでは実際に富士山に登ることはできません。富士山をどのルートで登るのかによって、そのために必要な装備も必要なスキルも変わってくると思います。

「自分は、今、どこへ向かっているのか?」

「どのルートで進んでいきたいのか?」

「そこに至るまでに必要なこと、問題点は?」

「やるべきことは何か?」

それらがわかっていると安心して、そのプロセスに集中できます。

一歩一歩を楽しむ余裕も生まれます。

さらに、どの山に登るかが決まれば、どのルートがいいのか、それに必要な心構えや必要な装備をすでに登った人に聞いて、事前に準備することができるのです。

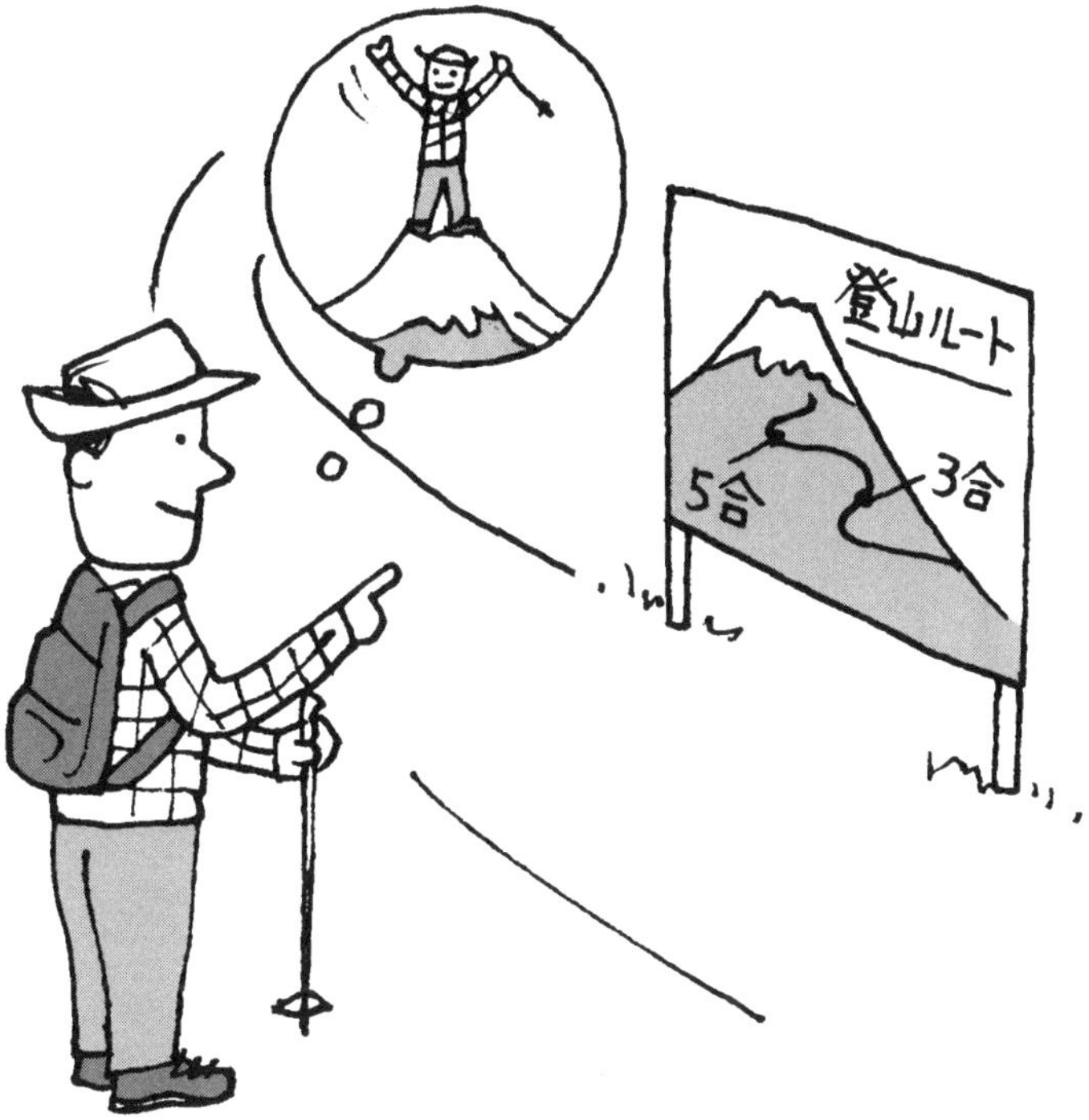

目的地とルートをしっかり認識して、プロセスを楽しもう！

内なる決意

仏教では決意が大事だと言われます。

ブッダは悟りに至る瞑想に入る時、

「絶対に悟る。悟るまでここを動かない」

と決意し、悟りを実現させました。

仕事や人生でも決意は大事。

「とりあえずやってみる」だと上手くいかないことも、**「絶対にやりぬく」と心の奥底でコミットメントすることで、願望は実現します。**

例えば、仕事の目的、方向性を確認して、

「5時までは、この仕事に集中する！」

「私は今から、○○を達成させる為に、××をする！」

「今から30分間で、この記事を書ききる！」

などと自分に宣言します。

毎回、内なる決意をすることで、仕事の効率は格段に上がります。

静かに座って、呼吸だけを観察し、瞑想を深めたら、生活や仕事、動きの中でも、その決意を瞑想的な集中で広げていきましょう。

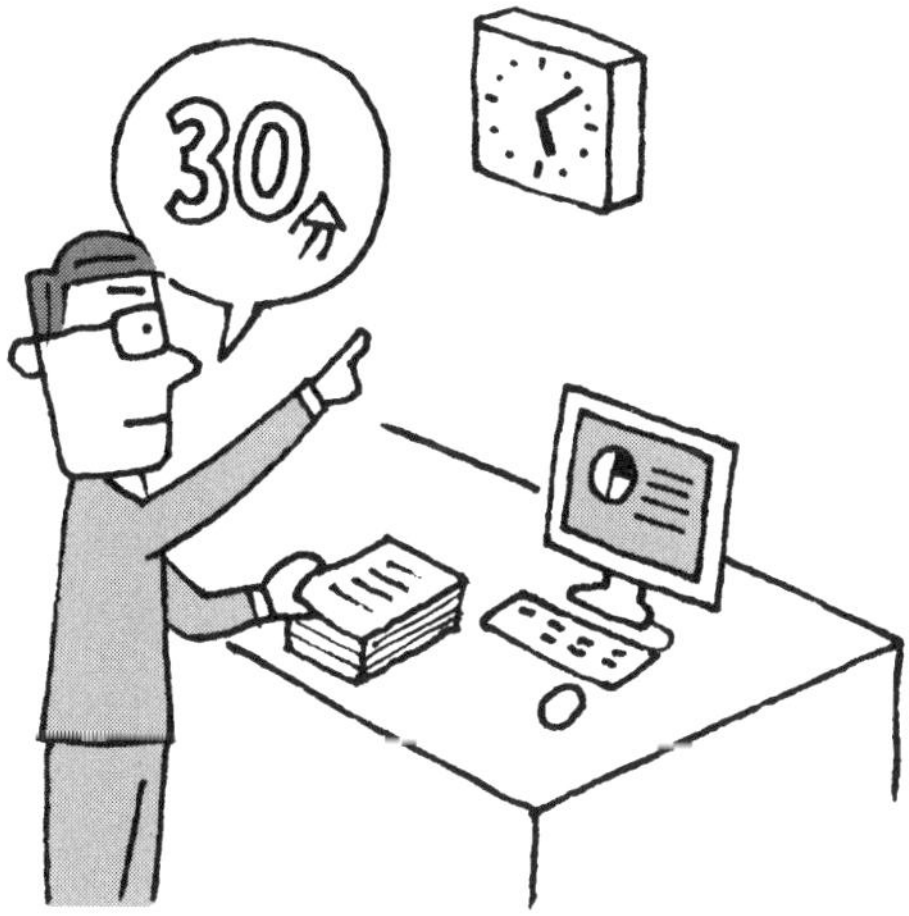

「動機の質」に気づくと「結果」が変わる

方向性を定め、そのプロセスに集中することの大切さについてお伝えしてきましたが、ここでは、定めた方向性にどんな想いを乗せるのかで、得られる「結果」が大きく変わってくることについて書きたいと思います。

京セラやKDDIなどを創業した稲盛和夫氏は、人生・仕事の結果は、

考え方×熱意×能力

という一つの方程式で表すことができると言います。

「熱意」は、やる気、情熱。「能力」は、知能や運動神経など、天から与えられたものです。そして特に大切なのが、「考え方」。つまり想いや動機です。

これは掛け算ですから、「熱意」や「能力」があっても、マイナスの「考え方」を持っていれば、人生・仕事の結果は、マイナスとなります。

マイナスの考え方とは、利己的、強欲、嫉妬・嫉みといったネガティブな感情にもとづく考え方で、プラスの考え方とは、明るく肯定的な想い、善意、思いやり、優しさ、感謝の心などです。

このようなプラスの考え方で仕事することで、良い結果を得ることができます。

稲盛氏自身も、通信事業に参入する際、

「動機は善なのか、そこに私心はないのか」

と毎晩、自分自身に厳しく問い続けたそうです。

世のため人のために尽くそうという純粋な気持ち、感謝や思いやり、お役に立ちたいという想いを確認してから仕事をはじめることで、より大きな結果を出し続けることができるのかもしれません。

突き詰めると、すべての行動の動機は、愛か恐れしかありません。

しかしながら心は、色々な方向に分散して、気づいたら、恐れや不足を動機にしたり、自分や会社の利益ばかりを追求しがちになります。

儲け話や目先の快楽に惑わされると、心が曇り、判断を誤ります。

だから一日に一回は心を静めて、自分の内面を見つめる時間を持つことが大切なのです。

「どういう想い（動機）で仕事するのか？」

「自分がやろうとしていることが、世の中に求められているのか？」

「これからやろうとすることはお客様に喜んでもらえることなのか？」

「そもそもなぜこの仕事をはじめたのか？」

そんな問いかけをしながら、定期的に、自分の内側を内省し、どんな想いがあるのか観察していきましょう。

何のためにやるのか、誰のためにやるのか、仕事の目的が明確で、さらに、「私はこれをやりたい！」「世の中のお役に立ちたい！」という想いを強く持ち精進すれば、能力や結果もいずれついてくるはずです。

もしも人と比べて、能力がない、スキルが足りないと思ったら、情熱や考え方（動機）を純粋で善いものにしていきましょう。
※付属ＣＤに収録されている「慈悲の瞑想」や「感謝の瞑想」で想いをきれいにするものいいでしょう。

2つの承認欲求を満たす

社会生活を営む上では、誰もが「認められたい」という欲求——承認欲求を持つものです。

この承認欲求は、例えば、

「上司に認められるために、この企画を成功させる！」

などのように、夢や目標などに向かって頑張るためのモチベーションにつながる重要な役目を持っています。

またSNSなどで、自分が投稿した写真や記事に対して、友人が「いいね」を押してくれたり、「シェア」してくれたりすると、承認欲求が満たされ、自分の価値や存在意義を実感できます。

しかし反面、この承認欲求を強く持ちすぎると、つねに他人からの評価を気にして生きることになり、不自由になります。

他人の期待に応えようとしすぎると、自分らしく生きることが難しくなりますし、また、他人からの承認が満たされないことで、過剰なストレス（欲求不満、嫉妬）を感じるようになっていきます。

例えば、以前は注目されていたのに、だんだん注目されなくなり、他者からの承認が得られなくなると、「私は価値のない人間なのかも……」と感じるようになります。


このような問題の根底には、**自分ではコントロールできない、うつろいやすい他者からの承認に自分の価値を委ねてしまっていることにあります。**

承認欲求には「他者承認」と「自己承認」の2つの種類があります。

「他者承認」とは、他人から認められたいという欲求で、他人基準です。

「自己承認」とは、自分の理想と一致しているか、今の自分に満足しているかどうかなので自分基準です。

「他者承認」はコントロールできませんが、「自己承認」は自分の課題です。自分で自分を認めようとすることはできます。

自分で自分を愛していないと、その不足分を他人から認められることで補おうとします。しかし、他人からの評価に依存すると、人から認められなくなることへの恐れがつねにつきまとうことになるのです。

恐れや不安を動機にせず、愛を動機にするためには、**まず自分が自分のことを価値ある存在として認めてあげましょう。**

他人から承認された時と同じように、自分が自分のことを認めることでも、「認められたい」「愛されたい」という欲求を満たすことができます。

このように自己承認や自己受容を意識して、自分で自分を認めるように意識すると、自分に対する確かさを感じることができるので、他人からの評価に影響を受けにくくなります。

自分を無条件で認める

自分のいいところを褒めて、伸ばしていくことは大切です。

目標を達成し、結果を出していく、スキルを高めることで自信がつきます。

チャレンジして努力して、目標を達成した時は、自分の行動(Doing)を自分を認めてあげましょう。

自分との小さな約束を守り、成功経験を積み重ねることで、「私はできる！　能力がある！」という確信を高めることができます。


でも、結果を出している自分だけしか認めないのは、条件つきの愛です。

大切なのは、どんな自分でも愛せること。

弱い自分も、ダサい自分にもＯＫを出せること。

これを言い換えると、自己受容です。

自己受容とは、自分という存在そのもの（Being）に対する無条件の愛。

誰も認めてくれない、泥だらけの自分にも「それでいい」と言ってあげること。

ダメな部分も認めることで、自分自身を無条件で愛することができます。


深い自己受容は、実はうまくいっている時にはなかなかできません。

例えば、チャレンジして失敗した時、その時の「がっかり」「挫折」「無力感」などを受容すると、受けいれることが難しい自分、つまり自分の「底辺」を認めることにつながり、自己受容を深めることができます。


瞑想で言うなら、5分でもいいから、瞑想を毎日やる。そんな自分を認める（Doing）。

雑念だらけでうまくいかないと感じた時も、そんな自分を受けいれる（Being）。

仕事で言うなら、自分が良いと思うことをして、ベストを尽くしてやってみる（Doing）。

成功も失敗や挫折も、結果は潔く受けとめる。自己受容を深めるチャンスととらえる（Being）。

失敗した自分に対しても「それでいい」、あるいは、チャレンジしたかったけど、できなかった自分に対しても「それでいい」。

どんな自分がいたとしても、それをありのまま受けいれるおおらかな眼差しです。

このように、自分がやったこと（Doing）に対して、承認し、行動して小さな成功を積み重ねることで、徐々に自信がついてきます。

でも、やってみたけど、できなかった時、思い通りにならなかった時は、そんなダメな自分、失敗した自分（Being）を否定しないで受けいれてください。

必要があれば、考え方や行動（Doing）は変えていけばいいのです。

自分が感じていることは無理に変えようとせず、存在レベル（Being）でありのまま受けいれます。

そんな風に、行動レベル（Doing）でうまくいったら自己承認し、存在レベル（Being）で感じていることは受容していくうちに、うまくいっている時の自分も、そうでない時の自分も分け隔てなく、自分を丸ごと認めることができます。

すると、より自分自身と親密になり、内側に安心感が高まっていきます。

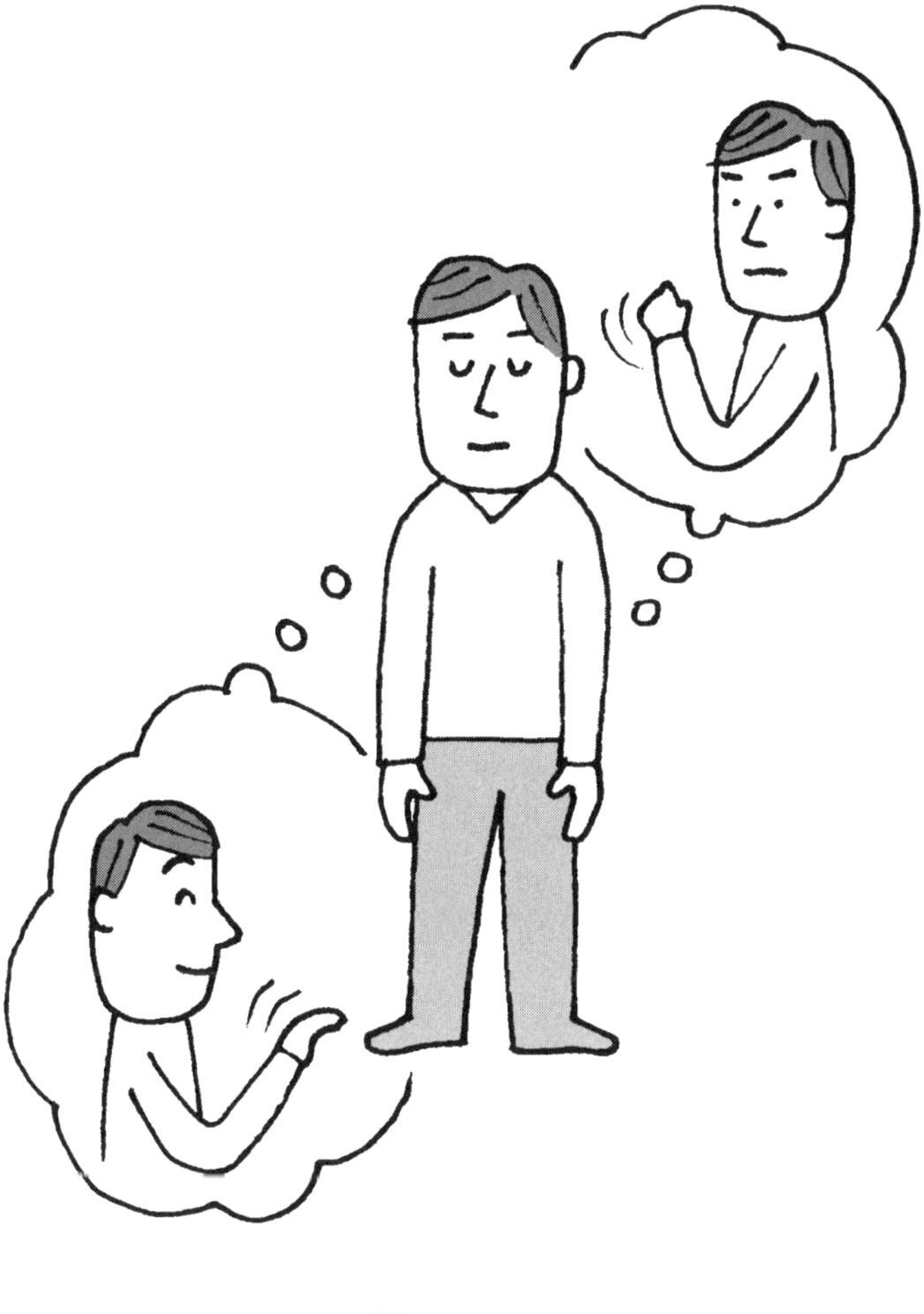

できた自分を「良くやった」と認める自分と、
できない自分を「それでいいよ」と受けいれる自分を持つ

「それでいい」をログセにする

出来事に対する考え方を変えるだけで過剰なストレスは和らぎます。

でも、ポジティブな考え方になれば、すべてのストレスがゼロになるかというと、そうでもありません。

例えば、「みんなに好かれなければならない」という思い込みに気づいて、

「みんなに好かれるにこしたことはないけど、嫌われることだってあるよね」

「嫌われてもいいんだよ、むしろ嫌われているのは自分らしく生きている証拠だ」

「相手の期待にこたえなくてもいいんだよ。自分の気持ちを大切にしよう」

といった合理的な思考に変えていくと、例えば80%だった不安が、20%になったりします。

でも、やはり不安な感情は残ります。

この残った20%は感情はどうしたらいいのかというと、受容するのです。

マインドフルに感情を味わって消化していきましょう。

80％の時はとても受容できなかったとしても、20％ぐらいに減るとなんとか受けいれることができるかもしれません。


〈感情の消化の仕方〉

手順を書くと、次のようになります。
1、自分が感じていることに気づく。「気づいたよ」とその感情に伝える。
2、「それでいいんだよ」と味わう。
これで感情は消化されていきます。

「気づいたよ」と伝えることで、感情と少し距離ができます。べったりと感情と一体化している状態から、観察する側の視点に立つことができます。

そして「それでいいんだよ」と伝えることで、その感情に対して抵抗したり、反発したりしていない、受容的な在り方に切り替わります。

何をやってもうまくいかない、調子が悪い時、そんな時は無理にポジティブになったり、がんばろうとする必要もありません。

しっかりと健全に落ち込むと、気持ちは落ち着いていきます。

痛みや不安も、それを無理に変えようとせず、ありのまま味わうと消化されていきます。自分の気持ちに気づき、それをあるがままに受けいれることで、心の容器（＝自己受容力）が養われていくのです。

心の容器が育つと、同じような状況でも、過剰にストレスを感じにくくなります。失敗した自分、嫌われている自分もありのまま受けいれることができるようになります。

言い換えると、失敗したり、批判された時の「悲しさ」や「孤独」、「寂しさ」や「葛藤」、「人が離れて行く不安」をしっかりと抱えて味わうことができるようになるということです。

目標から遠ざかるような好ましくない行動は避け、一見、ネガティブに思える感情や欲求も否定しないで受容することが大切です。

現状の自分を認めて、受けいれてしまうと成長できないと思う人もいるかもしれませんが、近年の脳の研究では、自己批判や罪悪感は逆効果だそうです。

自分を責めると、結果として自制心を発揮しにくくなります。

自分を許すことでこそ、失敗から立ち直り、また目標に向かう力を取り戻すことができるのです。

もしも今の日々が、全然うまくいかなくてもいいんです。

そんな自分を許してあげましょう。

失敗したら、親しい友人のように、優しい言葉をかけてあげましょう。

自分で自分を勇気づけてあげましょう。

ネガティブな感情、自分の葛藤や、不安も、「それでいいんだよ」と受け止めることで、自分らしく生きることができるようになるのです。

あとがき

私がマインドフルネスをはじめたのは、２００５年頃。

すべてがうまくいかず、自分のやりたいことも、人生の方向性も見失っていた時のことです。

「自分は何がしたいのだろう？」

「どう生きたらいいのだろう？」

未来に対する不安や過去への後悔、自分を責める声でいっぱいで、何もする気が起きませんでした。人生がただの真っ暗闇に感じられ、一人でずっともがきながら、でも、どこかにあるだろう光を探して、さまよっていたのです。

そんなある日、書店で一冊の瞑想の本と出会いました。

まだ大きかったｉＰｏｄに付属の瞑想ＣＤを入れてやってみたところ、どんどん心が変わっていくことが面白くて、毎日実践しました。

瞑想を続けるにつれて、呼吸や姿勢を意識したり、ものごとの受け止め方を変えていくと、自分のネガティブな思考の癖に気づいたり、時には、抑えていた感情が湧きあがってくることもありましたが、小さな気づきを繰り返すごとに、心が楽になっていったのです。

徐々に行動や習慣も変わり、人生の流れそのものが大きく変わっていくように感じられました。大袈裟に聞こえるかもしれませんが、真っ暗闇の人生にやっと一筋の光が差し込んだように感じられたのです。

そうして自分が変わっていくにつれて、自分が学んで効果を実感したことを、ヨガクラスやネット上で伝えていくようになりました。

今、それを伝えることが仕事になり、このような本を出版させていただくまでになったのは、まさにマインドフルネスの力と言えるでしょう。

本書は私の瞑想の本としては2冊目になりますが、今回は特に、あれもこれもお伝えしたいという想いが強すぎて、色々な分野の知識を、一つにまとめるのに苦戦しました。

それでも、

「私の苦しんだ経験が誰かのお役に立てますように」

「これを読む人がストレスから解放され、仕事も家庭もうまくいって、より自分らしく生きることができますように」

私が本との出会いを通して瞑想をはじめ、人生が180度変わったように、この本があなたのきっかけになれれば……という祈りをこめて書きました。

今回の誘導CDのナレーションは、やはり瞑想を習慣にしているMAIさんにお願いしました。MAIさんのお陰で、聴くだけで心が落ち着くような誘導CDに仕上がりました。このご縁に感謝します。

この本に関わるすべての人に感謝します。

この本を手にとり、最後まで注意を向け続けてくれたあなたへ。

あなたのお陰でこの本を書くことができました。

ありがとうございます。
そして最後に、いつどんな時の私も無条件で信頼してくれる妻と、いつも私に癒しを与えてくれる子供たちへ、心からのありがとうを。

この本で書いたことは、私も日々、実践中です。
同じマインドフルネスを実践する仲間として、ともに精進していきましょう。
この本との出会いが、あなたの人生に変化をもたらすきっかけになれば幸いです。

吉田昌生

※ご感想や、「こんな変化があった！」などの発見があれば、お気軽にメッセージをお送りください。masaoyoga@gmail.com

参考文献

『マインドフルネス　ストレス低減法』ジョン カバットジン／北大路書房

『４枚組のＣＤで実践する マインドフルネス瞑想ガイド』ジョン カバットジン／北大路書房

『サーチ・インサイド・ユアセルフ―仕事と人生を飛躍させるグーグルのマインドフルネス実践法』チャディー・メン・タン／英治出版

『Ｙｏｇａではじめる瞑想入門』綿本彰／新星出版社

『「心の疲れ」がスッキリ消える簡単ヨガ』綿本彰／扶桑社

『自分を変える気づきの瞑想法―ブッダが教える実践ヴィパッサナー瞑想』アルボムッレ・スマナサーラ／サンガ

『これも修行のうち。―実践！あらゆる悩みに「反応しない」生活』草薙龍瞬／ＫＡＤＯＫＡＷＡ

『反応しない練習―あらゆる悩みが消えていくブッダの超・合理的な「考え方」』草薙龍瞬／ＫＡＤＯＫＡＷＡ

『ブッダの瞑想法―ヴィパッサナー瞑想の理論と実践』地橋秀雄／春秋社

『苦しまなくて、いいんだよ。―心やすらかに生きるためのブッダの智恵』プラユキ･ナラテボー／ＰＨＰ研究所

『完訳 ７つの習慣―人格主義の回復』スティーブン・Ｒ・コヴィー／キングベアー出版

『生き方―人間として一番大切なこと』稲盛和夫／サンマーク出版

『人生で起こること すべて良きこと―逆境を越える「こころの技法」』田坂広志／ＰＨＰ研究所

『結局、「すぐやる人」がすべてを手に入れる』藤由達藏／青春出版社

『嫌われる勇気―自己啓発の源流「アドラー」の教え』岸見一郎、古賀史健／ダイヤモンド社

『[図解] 結果を出す人がやっている ストレスを味方につける方法！』相場聖／ディスカヴァー・トゥエンティワン

『スタンフォードの自分を変える教室』ケリー・マクゴニガル／大和書房

『３つの真実―人生を変える“愛と幸せと豊かさの秘密”』野口嘉則／サンマーク出版

『幸せ成功力を日増しに高めるＥＱノート』野口嘉則／日本実業出版社

『「これでいい」と心から思える生き方』野口嘉則／サンマーク出版

本書をお読みの方向け2大特典のご案内

特典1

紙面の都合で掲載できなかった情報を大公開！

瞑想をこれから始める人のための3ヶ月間実践型プログラム

マインドフルネス瞑想入門メール講座（無料）のご案内

マインドフルネスのエッセンスを凝縮した約3ヵ月間の無料メール講座

■ **メール講座の主な内容**

・瞑想はどこでもできる!?　通勤時間の瞑想法
・プレゼン前にもつかえる！　心と体の緊張を緩める方法
・マインドフルに「嫌われる勇気」を実践する方法
・深い呼吸は間違い？　瞑想を深める二種類の呼吸法
・瞑想に適した「安定」して「快適」な姿勢のつくりかた
・マインドフルネスの背景にある東洋思想　etc…

無料登録ページはこちら！ ▶ http://ma30.xsrv.jp/lp-2/

特典2

CDに収録しきれなかった

瞑想誘導音声を無料でプレゼント！

■ **音声の主な内容**

・20分のマインドフルネス瞑想
・30分のマインドフルネス瞑想
・片鼻呼吸ロングバージョン
・夜寝る前に！ ストレスを手放す呼吸

音声がダウンロードできるページはこちら！ ▶ http://www.masaoyoshida.com/

なお、本特典は予告なく終了する場合があります。どうぞ貴重なプレゼントをお早めに受け取ってください。

吉田　昌生（Yoshida Masao）

瞑想、ヨガ講師。YOGA BEING 真鶴代表。
20代前半で精神的な不調和を経験したのをきっかけに、理想的な心と身体の在り方を瞑想、ヨガ、心理学などを通して研究する。インドをはじめ35カ国以上を巡り、様々な文化に触れながら各地の瞑想やヨガを実践。
現在 神奈川、東京を中心にワークショップやセミナー、瞑想・ヨガクラスを指導。
主な著書は『1日10分で自分を浄化する方法　マインドフルネス瞑想入門（CD付き）』（小社刊）。日本ヨーガ瞑想協会 綿本ヨーガスタジオ講師全米ヨガアライアンス200時間指導者トレーニング修了他
ホームページ　http://www.masaoyoshida.com/
メールアドレス　masaoyoga@gmail.com

CD 吹き込み
MAI（マイ）

イラクとコスタリカ育ちのトライリンガルナレーター。TVCMを中心に、映画予告、海外ドラマの吹き替え、声優などマルチに活動中。自身も瞑想を毎日の習慣にしている。

外資系エリートが実践する
100%集中できてストレスをためない脳の鍛え方

2016年7月21日　第1版第1刷発行

著　者　吉田昌生
発行者　玉越直人
発行所　WAVE出版
〒102-0074 東京都千代田区九段南 4-7-15
TEL 03-3261-3713
FAX 03-3261-3823
振替 00100-7-366376
E-mail: info@wave-publishers.co.jp
http://www.wave-publishers.co.jp
印刷・製本　シナノ パブリッシング プレス

NDC140 207p 15cm
ISBN978-4-86621-010-0

WAVE出版の好評既刊

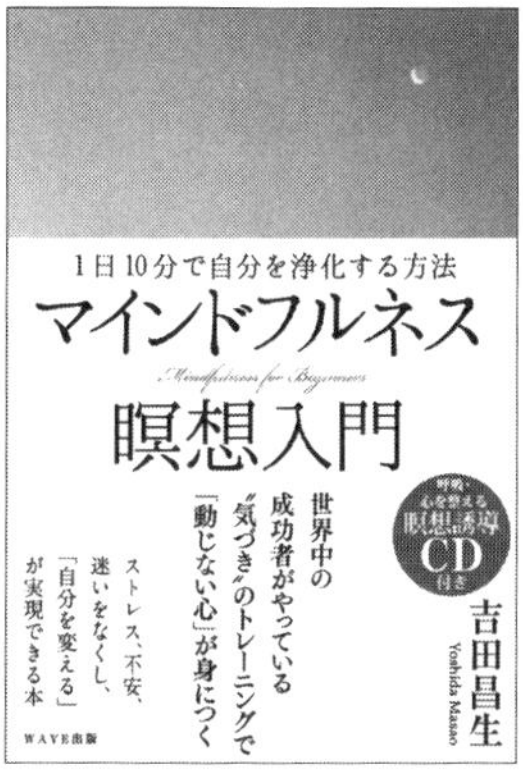

定価（本体 1,600 円＋税）
ISBN 9784872907315

1日10分で自分を浄化する方法
マインドフルネス瞑想入門［ＣＤ付き］
吉田昌生（よしだ・まさお）著

マインドフルネスは、
脳と心をスッキリ片づける整理術

呼吸・心を調える瞑想ＣＤ付き！
（ＣＤ吹込み：吉田昌生）

瞑想は、ふだん考え事でいっぱいになっている私たちの頭の中をスッキリと片づけ、また新しいことを考えたり行動したりするパワーをくれる、いわば脳と心の整理術。
通勤・通学時間、家事の合い間など、一日のなかのスキマ時間を有効活用して、こりかたまった心身をリラックスさせましょう。気持ちをリセットする新しい習慣を身につけることで、あなたの人生を変えるきっかけになります。

WAVE出版の好評既刊

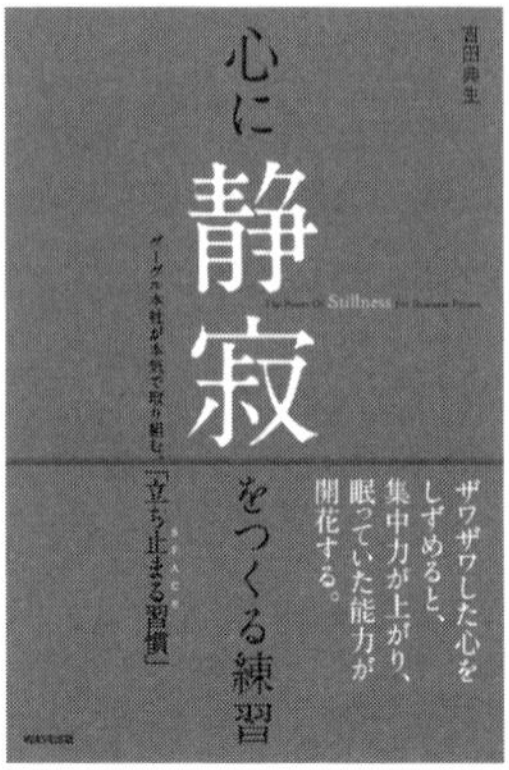

定価（本体 1,500 円＋税）
ISBN 9784866210018

心に静寂をつくる練習
グーグル本社が本気で取り組む、「立ち止まる習慣《SPACE》」

吉田典生（よしだ・てんせい）著

「結果が出ない泥沼」から抜け出したい
気が散りやすくパフォーマンスが低い
ゼロベースで働き方を考え直してみたい

忙しくて、ギリギリの状態で働いているビジネスパーソンに向けて、世界のリーダーたちが実践する「立ち止まる習慣」を紹介。ほんの一瞬、ひと呼吸に注意を向ける。ひとくちの水を意識的に飲む。目をつぶって自分の重力をただただ感じてみる。そんな小さな行動を手掛かりに、マインドフルネスを磨く1冊。